Jutta Gruber

Angst und Faszination

MEDIZINKULTUREN IM VERGLEICH

MEDICAL CULTURES IN COMPARISON

herausgegeben von
edited by

Rolf Wirsing

und/and

Beatrix Pfleiderer

Band/Volume 20

LIT

Jutta Gruber

Angst und Faszination

Eine Neubewertung
des Animalischen Magnetismus
Franz Anton Mesmers

LIT

Umschlagbild:
Max Ernst: oedipe 25, Collage („Une semaine de bonté")
© Foto P. Ertl, Albertina; Isidore Ducasse Fine Arts, New York

Bibliografische Information der Deutschen Nationalbibliothek
Die Deutsche Nationalbibliothek verzeichnet diese Publikation in
der Deutschen Nationalbibliografie; detaillierte bibliografische Daten
sind im Internet über http://dnb.d-nb.de abrufbar.

ISBN 978-3-8258-5669-4

© LIT VERLAG Dr. W. Hopf Berlin 2011
Verlagskontakt:
Fresnostr. 2   D-48159 Münster
Tel. +49 (0) 2 51-620 320   Fax +49 (0) 2 51-922 60 99
e-Mail: lit@lit-verlag.de   http://www.lit-verlag.de

Auslieferung:
Deutschland: LIT Verlag Fresnostr. 2, D-48159 Münster
Tel. +49 (0) 2 51-620 32 22, Fax +49 (0) 2 51-922 60 99, e-Mail: vertrieb@lit-verlag.de
Österreich: Medienlogistik Pichler-ÖBZ, e-Mail: mlo@medien-logistik.at
Schweiz: B + M Buch- und Medienvertrieb, e-Mail: order@buch-medien.ch

Für meine Eltern Luise und Georg, die meinen Eigensinn aushielten, statt mich zu erziehen.

Mein Dank gilt meiner Freundin, Kollegin und mit diesem Buch nun auch Herausgeberin Beatrix Pfleiderer für ihre Ermutigung, vorliegende Arbeit zu veröffentlichen und all denen, die dafür geduldig auf gemeinsame Zeit mit mir verzichteten. Allen voran meiner Tochter Elisabeth.

Mein Dank gilt auch meinen wichtigsten Lehrern Gernot Böhme (Philosophisches Institut/TH-Darmstadt) und Heiner Craemer (Philosophisches Institut/RWTH-Aachen), denen ich die Erinnerung an das in unserer Zeit nicht sonderlich be- und geachtete Wissen verdanke, dass unser inneres Spüren und Erleben eine wesentliche schöpferische Quelle echter Philosophie und Wissenschaft ist, sowie Lothar Sprung (Interdisziplinäres Institut für Wissenschaftsphilosophie und Humanontogenetik/Humboldt-Universität zu Berlin), der mich 1992 als Grenzgängerin zwischen den Disziplinen in seine Forschungsgruppe aufnahm. Seine unermüdlichen und direkten Fragen nach dem Kern meiner Aussagen, seine methodologische Kompetenz, Klarheit und lebendige Art, Wissenschaft zu betreiben, ließen meine Freude am wissenschaftlichen Arbeiten aufblühen.

Danke nicht zuletzt auch an Marco Bischof, Florian Mildenberger, Digne M. Marcovicz und Walter Mayer, die mir mit Vorwort, Buchrücken und Beratung für den genau richtigen Titel und das genau richtige Titelbild durch die letzten Geburtswehen halfen.

Inhalt

Vorwort. 1
Hinweise. 5
I Fragen 7
   I.1 Franz Anton Mesmer: Eine multidisziplinäre Geschichte 9
   I.2 Ziele und Grenzen 11
II Geschichtswissenschaft nach der Wissenschaftstheorie von Thomas S. Kuhn. 13
   II.1 Geschichtswissenschaft und ihre blinden Flecken 13
      II.1.1 Kuhn und seine Zweifel. 14
   II.2 Der Entwicklungsprozess der Wissenschaft und ihrer Disziplinen nach Thomas S. Kuhn 15
      II.2.1 Paradigma 15
      II.2.2 Normalwissenschaft 16
      II.2.3 Anomalien 16
      II.2.4 Revolutionäre Wissenschaft. 17
      II.2.5 Paradigmenwechsel. 18
   II.3 Außerwissenschaftliche Faktoren: Das Zünglein an der Waage. . 20
III Kontext, Biografie, Praxis, Theorie und Wirkungen Franz Anton Mesmers 23
   III.1 Kontext 24
      III.1.1 Geistesgeschichtliche Strömungen 24
      III.1.2 Politik- und Kirchengeschichte 27
      III.1.3 Wissenschaftsgeschichte 29

- III.1.4 Geschichte der bioelektrischen Erscheinungen 30
- III.1.5 Medizingeschichte 31
- III.1.6 Der Magnetismus in der Medizin 34
- III.1.7 Psychologiegeschichte – Die Geschichte vom Leib-Seele-Verhältnis 36
- III.1.8 Lebensstil des 18. Jahrhunderts: Die Geschichte der Salonkultur 37
- III.2 Biografie Franz Anton Mesmers 39
  - III.2.1 Kindheit und Studienjahre 40
  - III.2.2 Praxisjahre 42
  - III.2.3 Sozialisierung 45
- III.3 Theorien, Konzepte und wissenschaftliche Auseinandersetzungen 46
  - III.3.1 De planetarum influxu in corpus humanum – Mesmers Konzept von der „gravitas animalis" 46
  - III.3.2 Erstes Schreiben an einen auswärtigen Arzt – Mesmers Konzept vom „magnetismus animalis" 47
  - III.3.3 Zweites Schreiben an das Publikum 49
  - III.3.4 Drittes Schreiben an die Fr *** 49
  - III.3.5 Abhandlung über die Entdeckung des thierischen Magnetismus 50
  - III.3.6 Mesmers Konzept von Gesundheit, Krankheit und dem Heilungsprozess 50
  - III.3.7 Begegnungen und fachliche Auseinandersetzungen 51
    - III.3.7.1 Auseinandersetzung mit dem Exorzisten Johann Joseph Gassner 52
    - III.3.7.2 Auseinandersetzungen mit Fachkollegen und wissenschaftlichen Kommissionen 54
- III.4 Wirkungen des Animalischen Magnetismus 56
  - III.4.1 Wirkungen des Animalischen Magnetismus auf die Medizin und wissenschaftliche Kommissionen 57
  - III.4.2 Wirkungen des Animalischen Magnetismus auf die moderne Lebensenergieforschung 61
  - III.4.3 Wirkungen des Animalischen Magnetismus auf die Psychologie 61

III.4.4 Wirkungen des Animalischen Magnetismus auf Kultur
und Geisteswissenschaft 62
    III.4.4.1 Wirkungen des Animalischen Magnetismus
        auf die Musik 63
    III.4.4.2 Wirkungen des Animalischen Magnetismus
        auf die Literatur 63
    III.4.4.3 Wirkungen des Animalischen Magnetismus
        auf die Philosophie 66
III.4.5 Soziologische Faktoren 67

IV Antworten 69
    IV.1 Der Kontext 70
    IV.2 Mesmers Biografie, Theorie und Praxis 71
    IV.3 Die Wirkungen. 75
    IV.4 Was bleibt ist was kommt 77

Literaturverzeichnis 83

Zur Autorin 87

Vorwort

Mit der vorliegenden Arbeit weist Jutta Gruber mit Recht darauf hin, dass Franz Anton Mesmer das Potenzial dazu hat, in naher Zukunft die Anerkennung als Paradigmenrevolutionär der Wissenschaftsgeschichte, im Sinne von Thomas S. Kuhn, zu erhalten. Bereits Henry F. Ellenberger hatte in seiner „Entdeckung des Unbewussten" deutlich gemacht, dass die Entdeckung des Unbewussten mit Mesmer einsetzt und eine direkte Linie von ihm über die Hypnoseschulen von Charcot und Liébault-Bernheim bis zu Freud und der modernen Psychoanalyse und Tiefenpsychologie führt. Weniger bekannt ist, welchen tief reichenden Einfluss der Mesmerismus (insbesondere durch Tarde, Durkheim, Le Bon, Sighele und Freud) auch auf die Entstehung der modernen Sozialpsychologie und Soziologie hatte.

Geht man, wie in dieser Arbeit, über die konventionelle wissenschaftshistorische Sicht hinaus, wonach das Verdienst einer Person nach ihrem Einfluss auf die aktuell geltende Lehre bewertet wird, so erscheint die Bedeutung Mesmers noch wichtiger. Nach meiner Auffassung darf man in der Wissenschaftsgeschichte die Phänomene in der Tat nicht nur vom Standpunkt des „Mainstream", der herrschenden Wissenschaftsauffassung, betrachten, sondern muss sie ganzheitlich, als kulturelle Phänomene untersuchen. Die Unterströmungen und Subkulturen, die zu der betreffenden Zeit ausgegrenzt oder am Rand gehalten werden, müssen ebenso berücksichtigt werden wie jene Phänomene, die sich fraglos ins herrschende Paradigma eingliedern lassen und dieses bestätigen. So gesehen, besteht ein wissenschaftliches Fachgebiet nicht nur aus der aktuell dominierenden Lehrmeinung und den akzeptierten Praktiken, sondern auch aus ihrem Verdrängten und Unbewussten, das heißt aus Vorstellungen, die aktuell als nicht relevant, unwissenschaftlich und so weiter ausgegrenzt werden. Diese wissenschaftlichen Subkulturen bewahren und pflegen unter anderem das Wissen um jene „Anomalien" (Thomas S. Kuhn), die Anlass zu einem zukünftigen Paradigmenwechsel werden können. Gerade sie bilden ein Reservoir von zeitweilig nicht weiterverfolgten, jedoch nicht unbedingt überholten

Fragestellungen, Denkwegen und Forschungsansätzen, die unter Umständen sogar wieder zu einem neuen „Mainstream" werden können.

Vom aktuellen „Mainstream" aus gesehen gehören Mesmer und der Mesmerismus zu einer solchen wissenschaftlichen Subkultur, die in der Abseitsposition steht. Wie Jutta Gruber schreibt, liegt Mesmers Verdienst darin, dass er auf ein zu Unrecht verworfenes, als Irrtum bewertetes Stück alten Wissens – die auf die Antike zurückgehende Lehre von einem universellen „magnetischen" Fluidum oder Äther, der alle Dinge miteinander verbindet – hingewiesen und darauf beharrt hatte, dass in ihm „Kostbarkeiten verborgen" seien. Er hat, in Kuhnschen Begriffen, eine Anomalie entdeckt und auf das Interesse an der Neubewertung der alten Lehre hingewiesen. Meiner Einschätzung nach ist davon auszugehen, dass er die Kriterien eines Paradigmenrevolutionärs in absehbarer Zeit erfüllen wird.

In seiner eigenen Zeit stand Mesmer, wie die neuere Forschung zum 18. Jahrhundert und zur Aufklärung zeigt, tatsächlich nicht so sehr im Abseits, wie man lange glaubte. Das konventionelle Bild der Aufklärung als Inbegriff des Vernünftigen und Rationalen wird zur Zeit einer Revision unterzogen (Neugebauer-Wölk, 1999). Wie schon Rolf Christian Zimmermann (Das Weltbild des jungen Goethe, 1969) schrieb, ist „unsere heutige Auffassung der Aufklärungszeit selbst ein aufklärerischer Mythos". Sie wurde durch Kants Definition der Aufklärung bestimmt, die aber nicht typisch für die Aufklärungszeit selbst ist, sondern am Ende der Aufklärung steht und deren Abschluss repräsentiert. Die Aufklärung hatte in Wirklichkeit eine „andere", bisher übersehene Seite, zu der Mesmer gehört. Das Denken der Aufklärung enthält viele Elemente esoterischen Denkens, die aber zu ihrer Zeit als aufklärerisch und nicht als Gegensatz zur Aufklärung verstanden wurden. Die Esoteriker des 18. Jahrhunderts waren in keiner Weise Außenseiter und standen nicht im Gegensatz zur Aufklärung (Neugebauer-Wölk, 1999). Diese andere Seite der Aufklärung unterlag jedoch erst einmal der rationalistischen Auffassung, die heute unser Bild der Aufklärung bestimmt. Mesmer wurde bisher immer aus der Sicht der rationalistischen „Sieger" beurteilt. Es ist höchste Zeit, dieses Urteil zu revidieren.

Wie Jutta Gruber in ihrem Resümee „Was bleibt ist was kommt" betont, müssen Mesmers Wirkung und Erfolg langfristiger betrachtet werden. Nicht seine Ablehnung durch wissenschaftliche Kommissionen und Ärztekollegen zu seiner Lebenszeit ist ausschlaggebend. Bis zur Mitte des 19. Jahrhunderts erfuhr der Mesmerismus eine breite und weltweite Ausdehnung und hatte eine tiefe kulturelle Wirkung. Durch den Aufstieg der modernen Naturwissenschaft und des Rationalismus im späten 19. Jahrhundert wurde diese Strömung zwar in den Untergrund von Volkskultur, Okkultismus und Parawissenschaft gedrängt, ist aber seit Mitte des 20. Jahrhunderts wieder zurückgekehrt und übt seither eine unübersehbare Wirkung aus. Ihr Einfluss auf die gegenwärtige Entwicklung der Wissenschaften betrifft nicht nur die Psychologie, sondern ist auch in neuen Strömungen in Physik, Biophysik und Medizin sowie in Therapieforschung und Bewusstseinsforschung zu beobachten. Der Mesmerismus repräsentiert eine abgebrochene, lange in die Subkultur untergetauchte kulturelle Strömung, die geistesgeschichtlich auch heute noch (oder wieder) von hoher Aktualität ist und wichtige „fallengelassene Fäden" enthält, die heute wieder aufgegriffen werden.

Dies gilt vor allem auch für den Kernbereich der mesmerschen Lehre, die Frage einer Existenz von „feinstofflichen Feldern", wie ich in meinem Buch „Tachyonen, Orgonenergie, Skalarwellen" gezeigt habe. Bereits Mesmers wichtigster Schüler Puységur hatte ja die Entwicklung zweier unterschiedlicher Sichtweisen der mesmeristischen Phänomene – des „Fluidalismus" einerseits, der von der Existenz eines physikalischen „Fluidums" ausging, und des „Hypnotismus" oder „Suggestionismus" andererseits, der den subjektiv-psychologischen Charakter der Phänomene betonte – eingeleitet. Diese Entwicklung, die sich in der Rivalität zwischen den beiden Hypnose-Schulen der Pariser Salpetrière (Charcot) und von Nancy (Liébault und Bernheim) fortsetzte, führte schließlich – nach bewährtem cartesischem Muster – zu einer Aufspaltung der mesmeristischen Erscheinungen auf die separaten Disziplinen von Physik und Psychologie, wo sie entweder als rein objektiv (Fluidalismus, später Elektromagnetismus) oder als rein subjektiv (Suggestionismus/Hypnose) behandelt wurden. Heute wird der Mesmerismus in der Regel nur als Vorläufer der Tiefenpsychologie gewürdigt; die suggestionistische Richtung und die Schule von Nancy haben somit die Auseinandersetzung vorerst für sich entschieden. Doch die Zukunft könnte in der Tat zeigen, dass das letzte Wort in dieser Sache noch nicht gesprochen ist. Aus meiner Sicht stellt sich heute die Frage, ob diese Entweder-Oder-Alternative zwischen einer physikalischen oder einer psychologisch-subjektiven Natur des mesmeristischen Fluidums nicht vielleicht irreführend und erkenntnishindernd ist. Die Biophysik hat bereits gezeigt, dass der Mensch von einer Reihe elektromagnetischer Felder umgeben ist, die auch von seinen Händen abgestrahlt werden (Bischof, 1995). Es könnte durchaus sein, dass damit der Feldaspekt unseres Organismus noch nicht ausgelotet ist. Vielleicht ist der Zwischenbereich zwischen dem Körperlichen und dem Seelisch-Geistigen, den Mesmer erstmals in das moderne wissenschaftliche Bewusstsein gerückt hat, tatsächlich durch eine psychophysische Doppelnatur gekennzeichnet und es existiert eine noch unbekannte Art von Feld oder Feldern, die durch das Konzept der „Feinstofflichkeit" charakterisiert werden können. Dann wären Fluidalismus und Suggestionismus komplementäre, gleichberechtigte Aspekte der mesmeristischen Phänomene und müssten in der Forschung wieder zusammengeführt werden.

Die Paradigmenrevolution hin zur Anerkennung eines Zwischenbereiches zwischen solider Materie und dem Psychisch-Geistigen, deren Urheber Franz Anton Mesmer ist, steht nicht nur unmittelbar bevor, sondern ist bereits voll im Gange. Umso höher ist es zu bewerten, dass Jutta Gruber es sich mit vorliegendem Buch zur Aufgabe gemacht hat, Leben und Werk des Visionärs, dessen so lange untergründig gebliebene Wirkung erst heute richtig Früchte zu tragen beginnt, vorzustellen und einer dringend notwendigen, da längst überfälligen Neubewertung zu unterziehen.

Berlin im Januar 2011
Marco Bischof

Hinweise

Zur Zitierweise

Wörtlich übernommene Textstellen sind mit Stellenhinweisen gekennzeichnet, ebenso Aussagen, über die in den verwendeten Sekundärquellen kein Konsens besteht (dies betrifft insbesondere die Biografie Franz Anton Mesmers). Die Schreibweise der Zitate ist modernisiert, längere Zitate sind kursiv hervorgehoben.

Zur „Innen"-Regelung

Es wird einheitlich die „Innen"-Schreibweise verwendet, außer bei Gruppen, die sich vermutlich ausschließlich aus Männern zusammensetzen.

Zu den Abkürzungen

J.G. = Jutta Gruber
v.u.Z. = vor unserer Zeit(rechnung)

I Fragen

Warum hat wer wann wo welche Art von Erfolg? Dies sind Fragen, die unter wissenschaftlichen Vorzeichen selten gestellt werden. Gewöhnlich werden Werk und Wirken herausragender Persönlichkeiten beachtet, die Menschen dahinter schon weniger. Der biografische Teil begnügt sich meist mit den wichtigsten Lebensdaten und, wenn überhaupt, den wegweisenden Bezugspersonen.

Mich hat allerdings beim Lesen das Leben von AutorInnen immer schon brennend interessiert. Ich wollte wissen, warum sie sich auf ihre Art mit ihren Themen beschäftig(t)en, was für ein Leben sie führ(t)en und vor allem: *wie* ihre Biografien, *wie* der Erfolg der Menschen, deren Namen man kennt, zustande gekommen ist. Vielleicht hatten sie einfach nur Glück, lernten zufällig die richtigen Leute kennen, waren, warum auch immer, mit den passenden Aussagen zur richtigen Zeit am richtigen Ort?

Und was ist mit all denen, denen dieses Glück nicht hold war, an deren Namen wir uns heute nicht erinnern? Ich bin sicher, dass es sie gibt: Die ungenannten „Heldinnen und Helden der Wissenschaft" und ihre Beiträge, die im Nebel der Zeit verloren gingen. Mitunter blieb ihre Arbeit zufällig ungenannt oder wurde, in Zeiten des Ideenbesitztums, mutwillig ausradiert, hat aber den Erfolg anderer begünstigt. Nur einige von ihnen werden beizeiten wieder aus der Vergessenheit hervortreten.

Mein Fragenkarussell wurde immer auch von folgender Zusatzfrage angetrieben: Sind diese Fragen wissenschaftlich oder unwissenschaftlich oder gar unangemessen? Mittlerweile bin ich überzeugt, dass sie vielleicht ungewöhnlich sind, aber mit Sicherheit nicht unwissenschaftlich und schon gar nicht unangemessen.

Erste legitimierende Hinweise auf diese Art des Fragens geben zum Beispiel die Moderne Gesundheitsforschung, die Ethnologie und Anthropologie und selbstverständlich die Biografieforschung. Sie zeigen, dass *Kontext*, also Faktoren wie Zeitgeist, Moden, Kreise, in denen man sich bewegt, einen entscheidenden Einfluss auf die Persönlichkeitsentwicklung jedes einzelnen Menschen hat. Und wenn der Kontext die Persönlichkeit beeinflusst, braucht es eigentlich auch nur einen kleinen Schritt, um sich vorzustellen, dass er sich auch auf die wissenschaftliche Forschung, die Methoden und damit auch auf die Ergebnisse und Aussichten auf offizielle Anerkennung auswirkt.

Prägnante Hinweise zur Relevanz des Kontextes gibt die Wissenschaftstheorie nach Thomas S. Kuhn. Seiner Meinung nach sind außerwissenschaftliche Faktoren sogar entscheidend verantwortlich für den Fortschritt der Wissenschaft.

In unserer Zeit wird absoluter Wert auf die Objektivität von WissenschaftlerInnen, den Ausschluss privat-persönlicher, politischer oder gar religiöser Interessen während der Ausübung ihrer Tätigkeit gelegt: Neutrale Wissenschaft, betrieben von körper- und eigenschaftslosen Personen, ist angesagt. Deshalb fällt es erst einmal nicht so leicht, sich vorzustellen, dass dennoch persönliche Prägungen Einfluss auf ihre wissenschaftlichen Ergebnisse haben können. Dass dies doch der Fall ist, wird am Beispiel anschaulich: Ein ganzheitlich denkender oder arbeitender Mediziner (der sich erst einmal nicht als *nur* Mediziner versteht, sondern vielleicht auch als Künstler oder Philosoph) wird seinen KlientInnen und ihren Symptomen anders begegnen, andere Fragen stellen, andere Heilpläne aufstellen und auch in seiner Forschung mit anderen Grundannahmen vom Aufbau der Welt zu anderen Konzepten und Anwendungen finden, als ein Mediziner, der zur gleichen Zeit tätig, aber überzeugter Anhänger einer mechanistischen Auffassung vom Aufbau der Welt und der in ihr lebenden Organismen ist. Seine Arbeit wird genau betrachtet nicht neutral sein, sondern lediglich anders.

Die vorliegende Arbeit nähert sich der Beantwortung der Ausgangsfragen am Beispiel einer herausragenden und die Geister scheidenden Persönlichkeit der Medizin- und Psychologiegeschichte: Franz Anton Mesmer (1734–1815). Mesmer begeisterte mit seinem Konzept des Animalischen Magnetismus und mehr noch mit der daraus entstandenen Behandlungsmethode überaus viele seiner ZeitgenossInnen, errang europaweit Ruhm als „Wunderdoktor". Unter seinen Kollegen war seine Methode allerdings so umstritten, dass er sich gezwungen sah, seine Heimat zu verlassen, um seinen Erfolgszug in Frankreich weiterzuführen. Beauftragte wissenschaftlicher Kommissionen verschiedener

Länder sprachen seiner Theorie jegliche Grundlage ab und warnten vor den Gefahren seiner Behandlungsmethode. Doch das hielt die Scharen nicht ab, zu ihm zu pilgern. War er ein charismatischer Wunderheiler, ein Scharlatan oder hatte er tatsächlich eine neue, sehr wirksame Heilmethode entdeckt? Auf den ersten Blick jedenfalls erscheint es als Diskrepanz, dass scharenweise Hilfesuchende zu ihm pilgerten, obwohl er auf der methodischen wie auch konzeptionellen Ebene von den meisten Fachkollegen enorm diskreditiert wurde. Was die einen faszinierte, versetzte die anderen geradezu in Angst und Schrecken und veranlasste sie zur Äußerung hochgradiger Bedenken. Gerade diese Ungereimtheiten und Brüche machen Franz Anton Mesmer für meine Fragen nach den Ursachen von Erfolg und warum Erfolg nicht immer gleichermaßen Anerkennung findet, zu einem interessanten Forschungsobjekt.

Als passende Sichtweise für die Untersuchung habe ich die Wissenschaftstheorie Thomas S. Kuhns gewählt und meine Fragen seiner Terminologie entsprechend auf den Punkt gebracht: *War Franz Anton Mesmer ein Paradigmenrevolutionär?*

Nach Kuhn ist damit ein Mensch gemeint, der den entscheidenden Impuls für den Wechsel einer Wissenschaftsgemeinde zu einem neuen „Paradigma", einem grundlegend neuen Wissenschaftsansatz (siehe dazu auch Unterkapitel II.2.1 Paradigma) gibt. An dieser Frage wird sich die Untersuchung orientieren und dabei auch zu Antworten auf meine Eingangsfragen gelangen.

I.1 Franz Anton Mesmer: Eine multidisziplinäre Geschichte

Interdisziplinäre Themen erfordern eine interdisziplinäre Herangehensweise. Man bedenke, dass der Begriff der Interdisziplinarität erst vor nicht allzu langer Zeit geprägt wurde und einen zwar oftmals gewünschten, aber dennoch bislang recht selten umgesetzten Forschungsweg kennzeichnet. Da die Wissenschaftsbetriebe nach wie vor in Richtung zunehmender Spezialisierung tendieren, scheint ein Austausch der Disziplinen nicht erforderlich zu sein. Austausch und gegenseitige Bereicherung finden sich heute allenfalls in innovativen Forschungsbereichen, in denen an grundlegend neuen Ansätzen gearbeitet wird.

Von den Anfängen der modernen westlichen Wissenschaft bis vor kaum 100 Jahren waren Multidisziplinarität, beziehungsweise Interdisziplinarität die

Regel. Die Wissenschaften waren noch nicht so spezialisiert, die WissenschaftlerInnen allein schon von daher umfassender, das heißt auch disziplinenübergreifend gebildet und engagiert, was vermutlich erst uns im Blick zurück erwähnenswert scheint. Man denke nur an Goethe, der nicht nur als Dichterfürst zu Ehren kam, sondern, zumindest in seiner Zeit, auch mit seiner naturwissenschaftlichen Forschung. Oder noch weiter zurück: Leonardo da Vinci, der als Künstler wie auch als Erfinder Ruhm erntete.

Während der biografiebezogenen Literaturrecherche fiel mir auf, dass Mesmer, der von seiner Ausbildung her Mediziner war und sich auch selbst so verstand, mit seinem Konzept des Animalischen Magnetismus Auswirkungen in die verschiedensten Disziplinen, auch in erst posthum entstandene, hatte und hat. Stark beeinflusst hat er die Psychologie, manche sehen ihn sogar als Grundsteinleger dieses Faches. Auch die Philosophie und insbesondere die Romantische Naturphilosophie und Medizin, Musik und Literatur erfuhren deutliche Impulse. Der Einfluss auf die heutige Schulmedizin dagegen ist als gering bis unmerklich zu bewerten.

Jede, in eine bestimmte Richtung spezialisierte Geschichtsschreibung stellt entsprechend einen anderen Mesmer dar: Mesmer der Mediziner, der Aufklärer, der Romantiker, der Musiker, der Hypnotherapeut, der Lebensenergieforscher, der Naturwissenschaftler. Während der Recherche fragte ich mich, wer Franz Anton Mesmer denn nun „wirklich" war. Ich fragte mich auch, wie man eine so vielfältige Persönlichkeit überhaupt „in den Griff" bekommen könne. Aber es zeigte sich auch, dass dieser inhomogene Eindruck erst durch die verschiedenen „Brillen" zustande kam, mit denen die jeweiligen AutorInnen Mesmer betrachtet und dargestellt hatten. In der Medizingeschichte wird der Mediziner Mesmer vorgestellt – und nicht zum Beispiel auch der Musiker. In der Psychologiegeschichte werden seine Leistungen als Vorläufer der modernen dynamischen Psychologie[1] dargestellt – und nicht seine als Magnetiseur – nein, gerade nicht, auf den berufen sich ja die Pioniere und Pionierinnen der modernen Lebensenergieforschung. Beide Auslegungen scheinen sich gänzlich auszuschließen: Entweder „stimmt" das eine oder das andere Konzept. Im

---

[1] vgl. Ellenberger, Henry F.: Die Entdeckung des Unbewussten. Bern 1995. Verwendet wurde die 2. vom Autor durchgesehene und verbesserte Ausgabe von 1996. Originalausgabe „The Discovery of the Unconscious", New York 1970 (im Folgenden zitiert als „Ellenberger 1996").

besten Fall stehen die Darstellungen konfliktlos nebeneinander, was wieder auf den mangelhaften Austausch zwischen den Disziplinen hinweist. Fakt ist: Um zu diskutieren, ob Franz Anton Mesmer ein Paradigmenrevolutionär war, müssen seine Biografie, sein Kontext und seine Wirkungen soweit möglich wertfrei und aus der jeweiligen Zeit heraus betrachtet werden. Um seinem Wirken gerecht zu werden, bedarf es einer inter- und multidisziplinären Vorgehensweise: Es muss *aus verschiedenen* Sichtweisen (der biografischen, der ideengeschichtlichen und so weiter) *auf* den Gegenstand, sowie *aus einer Sicht* (der wissenschaftstheoretischen nach Kuhn) *in* die verschiedenen Disziplinen hinein geschaut werden.

I.2 Ziele und Grenzen

Um die angegebene Themenstellung „War Franz Anton Mesmer ein Paradigmenrevolutionär?" zu diskutieren, werde ich
– die wesentlichen Aspekte der Wissenschaftstheorie nach Thomas S. Kuhn,
– den für die Themenstellung relevanten Kontext,[2]
– die Biografie Mesmers, seine Theorie und Praxis des Animalischen Magnetismus und
– die Wirkungen des Animalischen Magnetismus vorstellen.
Die Datensammlungen über Kontext und Wirkungen sind breitenstrategisch angelegt. Ich habe dieses für eine solche Ausarbeitung ungewöhnliche Vorgehen bewusst gewählt, da es den Vorteil hat, den im Fall des Animalischen Magnetismus sehr vielfältigen Kontext und dessen multidisziplinäre Wirkungen zu erfassen. Der dafür in Kauf genommene Nachteil der Breitenstrategie liegt in einer gewissen Verbindungslosigkeit, in der die Unterkapitel der Datensammlungen nebeneinander stehen.

Bei der Biografie werden insbesondere Mesmers Studien- und Praxisjahre in Deutschland bis zur Betrugsanklage der Fachkollegen und seiner darauf folgenden Emigration nach Frankreich berücksichtigt, da sie exemplarisch für seine gesamte Lebenszeit anzusehen sind. Dieser Teil fällt relativ ausführlich

---

[2] Mit relevantem Kontext meine ich Bereiche und Aspekte, bei denen davon ausgegangen werden kann, dass aus ihnen Inhalte hervorgehen, welche die Entdeckung des Animalischen Magnetismus begünstigen, beeinflussen, beziehungsweise Aussagen zu seiner Rezeption geben können.

aus, da ich davon ausgehe, dass Mesmers Biografie nicht sonderlich bekannt ist.

Die Voruntersuchung des ideengeschichtlichen Kontextes und des biografischen Teils stützt sich im Wesentlichen auf Sekundärquellen. Soweit meine Recherche, unter anderem in der Bibliothek des Freiburger Institutes für Grenzgebiete der Psychologie und Psychohygiene gezeigt haben, hat Mesmer selbst sehr wenig schriftlich dargelegt.

Im Anschluss an diese Erhebungen werden die Daten zusammengeführt und aus wissenschaftstheoretischer Sicht ausgewertet, um zu einer Antwort auf die Frage „War Franz Anton Mesmer ein Paradigmenrevolutionär?" zu gelangen und auch zu einem besseren Verständnis, warum die Anwendung des Animalischen Magnetismus wie auch anderer, moderner Außenseitermethoden auf der einen Seite Begeisterung und Faszination und auf der anderen Seite Ablehnung oder sogar Angst auslösen.

II Geschichtswissenschaft nach der Wissenschaftstheorie von Thomas S. Kuhn

Die Wissenschaftstheorie bietet verschiedene Sichtweisen an, Strukturen des Wissenschaftsprozesses sichtbar zu machen. Für die vorliegende Untersuchung greife ich auf die Theorie von Thomas S. Kuhn (1922–1996) zurück, und nicht zum Beispiel auf die von Sir Karl Popper (1902–1994), dessen Verifikationsmodell bekannter und allgemein akzeptierter ist, da es sich im Verlauf der Untersuchung zeigte, dass Mesmers Erfolg – zumindest zu seinen Lebzeiten – nicht in seiner Theorie begründet sein kann. Diese konnte weder damals noch heute verifiziert werden, weshalb eine Untersuchung diesbezüglich keine wesentlichen Einsichten bieten könnte. Die Entscheidung fiel insbesondere auch deshalb auf die Kuhnsche Wissenschaftstheorie, weil er die Bedeutung außerwissenschaftlicher Faktoren berücksichtigt, die gerade im Fall von Mesmers Erfolgsgeschichte eine entscheidende Rolle spielen.

II.1 Geschichtswissenschaft und ihre blinden Flecken

Ein Hinweis auf die eingangs formulierte Unsicherheit über die Kriterien zur Unterscheidung zwischen wissenschaftlichen und unwissenschaftlichen Fragen liegt in der Praxis der gängigen Geschichtswissenschaft begründet. Sie sieht ihre Aufgabe darin, Daten zu sammeln und deskriptiv darzustellen, wie alles „eigentlich" gewesen ist. Entscheidend ist von daher nur, wer wann mit was welche Art von Erfolg hatte, aber nicht warum. Reflektierende Fragen stellt und beantwortet sie nicht, insbesondere, wenn es sich in ihren Augen um unwichtige, da für die aktuelle Forschung unerhebliche oder vermeintlich veraltete Aspekte und Zusammenhänge handelt.

Hilfreicher für die vorliegende Untersuchung waren die Theorien einer kleinen Gruppe von WissenschaftlerInnen, die sich mit theoretischen Grundannahmen zur Geschichtsschreibung beschäftigten und daraus ein neues methodologisches Verständnis von Wissenschaftstheorie und Wissenschaftsgeschichte entwickelten. Bemerkenswert ist ihr Hinweis, dass die VertreterInnen der herkömmlichen Geschichtswissenschaft gut daran täten, sich ihrer Grundannahmen bewusst zu werden und deren Einfluss auf ihre Arbeit zu reflektieren.

Bekannteste und wesentliche Quellen für diesen Hinweis, der prinzipiell alle wissenschaftlichen Disziplinen betrifft, sind die Arbeiten der Philosophen und Wissenschaftstheoretiker Thomas S. Kuhn und Paul Feyerabend (1924–1994). Beide üben Kritik an der gängigen, erkenntnistheoretische Fragen ausklammernden, Wissenschaftsgeschichte und erinnern an deren ursprüngliche Aufgabe, zu analysieren, wie wissenschaftliche Erkenntnis überhaupt entsteht.

Der erste Teil dieser Arbeit ist eine Zusammenfassung der Wissenschaftstheorie von Thomas S. Kuhn, dem Pionier dieser neuen Sichtweise. Ich werde seine, zur gängigen Auffassung alternative Struktur des Prozesses, wie wissenschaftlicher Fortschritt entsteht, aufzeigen und die wichtigsten von ihm eingeführten Begriffe erläutern. Im Anschluss werde ich seine Theorie durch weitere, für die vorliegende Fragestellung nützliche Aspekte anreichern und zeigen, dass und wie die moderne Wissenschaftstheorie Antworten finden kann.

II.1.1 Kuhn und seine Zweifel

Thomas S. Kuhn war ursprünglich Physiker und lehrte seit 1958 als Professor der Wissenschaftsgeschichte an verschiedenen Universitäten, zuletzt (ab 1979) am Massachusetts Institute of Technology. Seine Zweifel an den scheinbar soliden und bleibenden Antworten der ihm bekannten naturwissenschaftlichen Theorien und Methoden wurden in seiner Zusammenarbeit mit SozialwissenschaftlerInnen geweckt. Er war über deren offene Diskussion zum Wesen sinnvoller wissenschaftlicher Fragestellungen überrascht. Verstärkt wurden seine Zweifel darüber hinaus durch die Beschäftigung mit entwicklungs-, wahrnehmungs- und gestaltpsychologischen Ansätzen. Diese Impulse regten ihn schließlich zur Entwicklung seiner Wissenschaftstheorie an.

II.2 Der Entwicklungsprozess der Wissenschaft und ihrer Disziplinen nach Thomas S. Kuhn[3]

Thomas S. Kuhn ist einer der wichtigsten Pioniere und Vertreter einer neuen Richtung der Wissenschaftsphilosophie. Diese geht davon aus, dass sich die Wissenschaft und ihre Disziplinen durch revolutionäre Prozesse entwickeln und nicht, wie üblich angenommen, durch stete Wissensanreicherung aufgrund kontinuierlicher Kritik und Verbesserung der vorliegenden Theorien zugunsten neuer und besserer Theorien. Dafür teilt er den wissenschaftlichen Erkenntnisprozess in zwei, sich durch unterschiedliche Forschungsstrategien auszeichnende und einander abwechselnde Phasen ein: die „Normalwissenschaft" und die „revolutionäre Wissenschaft". Der Übergang von der einen zur anderen Phase wird durch „Anomalien" ausgelöst, die zu einem „Paradigmenwechsel" führen. Insgesamt geht Kuhn davon aus, dass der Prozess revolutionärer Veränderung eine ganzheitliche und beschreibbare Struktur hat.

II.2.1 Paradigma

Die verschiedenen Wissenschaftsansätze und die sie miteinander verbindenden Gesetzmäßigkeiten erklärt Kuhn mit Hilfe des Begriffes „Paradigma". Darunter versteht er die gemeinsamen Grundüberzeugungen oder Spielregeln, vergleichbar dem Präzedenzfall im Rechtswesen, die Objekt und Orientierung der Forschung vorgeben. Oft sind sie erst auf den zweiten Blick erkennbar, da sie meist ungeschrieben sind und unbewusst von den neuen Mitgliedern der Wissenschaftsgemeinschaft übernommen werden. Diese gemeinsamen Grundregeln geben die Forschungsobjekte vor und bestimmen, wonach – und auch wonach nicht – und mit welchen Forschungsmethoden geforscht werden soll.

Ein Paradigma kann durch die Analyse der Lehrbücher, insbesondere der Teile, die die Geschichte der Disziplin beschreiben, enthüllt werden, weil in der Geschichtsschreibung überwiegend nur der rote Faden für die jeweilige Sichtweise dargestellt wird. Dabei geben sowohl das Beschriebene als auch das Nichtbeschriebene Auskunft über das vorliegende Paradigma.

---

[3] Seine Theorie hat er insbesondere in dem 1962 erschienenen Buch „The Structure of Scientific Revolutions" niedergelegt. Verwendet wurde die deutsche Ausgabe: Die Struktur wissenschaftlicher Revolutionen, Frankfurt/M 10. Auflage von 1989 der 2. revidierten und mit dem Postskriptum von 1969 ergänzten Auflage von 1976 (im Folgenden zitiert als „Kuhn 1962").

II.2.2 Normalwissenschaft

In der „Normalwissenschaft" verhält sich eine Wissenschaftsgemeinschaft dem Paradigma gegenüber unkritisch. Über den Sinn wissenschaftlicher Probleme und Methoden wird nicht diskutiert, da die meisten WissenschaftlerInnen von der Richtigkeit der herrschenden Theorie überzeugt sind und damit nicht sonderlich daran interessiert, sie in Frage zu stellen. Man geht Standardprobleme mit Standardmethoden an und verwendet Forschungsstrategien, die sich nur durch kleine theoretische Veränderungen auszeichnen. Kuhn nennt diese Phase auch die Zeit des Rätsellösens. Was das Rätsel ist, wird durch das Paradigma bestimmt.

Die Leistung der Normalwissenschaft ist die stetige Ausweitung von Umfang und Exaktheit des Wissens. Das Paradigma gibt die notwendige Garantie für den erfolgreichen Ausgang der oftmals enormen Anstrengungen und hohen finanziellen Belastungen der Forschungseinrichtungen, zum Beispiel für die Entwicklung spezieller Apparaturen. Ohne die Gewähr, die ein anerkanntes Paradigma den ForscherInnen bietet, würden solche zum Teil extremen Forschungen, durch die sich diese Phase auch auszeichnet, wahrscheinlich nicht geleistet und damit auch kaum jene Genauigkeitsgrade der Forschungsergebnisse und Exaktheiten im Zusammenspiel von Beobachtung und Theorie erreicht werden.

Da in dieser Phase nur bewährte Theorien und ihre Methoden angewendet werden, bringt die Normalwissenschaft zwar hohe Genauigkeitsgrade aber keine wirklich neuen Erkenntnisse hervor, und damit – im Kuhnschen Sinne – auch keinen wirklichen wissenschaftlichen Fortschritt.

Bei zunehmender Professionalisierung der Normalwissenschaft werden immer kompliziertere und speziellere Apparaturen konstruiert, die Theorien immer extremer formuliert, was zwangsläufig auch zu Ergebnissen führt, welche die Wissenschaftsgemeinschaft irritieren.

II.2.3 Anomalien

Mit irritierenden Forschungsergebnissen können WissenschaftlerInnen leben, sie gehören zu ihrem Berufsalltag. Ist aber zu befürchten, dass sie das Paradigma ernstlich gefährden könnten, spricht man mit Kuhn nicht mehr von Irritationen, sondern von „Anomalien". In dieser Zeit widmen sich die WissenschaftlerInnen zunehmend der Erforschung von Anomalien, weil sie ahnen, dass es mit den alten Grundüberzeugungen zu Ende gehen könnte. Wenn es sich dann – trotz außerordentlicher Bemühungen auf der Grundlage des gängigen Paradigmas und dem Versuch von *ad-hoc*-Modifizierungen der gängigen Theorie – zeigt, dass sich die Anomalien tatsächlich nicht mit den üblichen Theorien erklären lassen, löst dies einen echten Konflikt mit dem Paradigma aus. Die WissenschaftlerInnen nehmen dann, dem Paradigma gegenüber eine zunehmend kritische Haltung ein und erkennen die Anomalien immer klarer als Gegenbeispiele. Die wachsende Unzufriedenheit mit dem alten Paradigma führt zur Bereitschaft, alles in Frage zu stellen und von den üblichen Annahmen Abstand zu nehmen. Dies ist der Beginn der revolutionären Wissenschaft.

II.2.4 Revolutionäre Wissenschaft

Im Unterschied zur Praxis der Normalwissenschaft werden jetzt Grundlagendiskussionen geführt, Theorie und Forschungsstrategien überdacht. Die WissenschaftlerInnen schauen jetzt auch nach rechts und links und holen sich Impulse auch außerhalb der eigenen Disziplin. Aus der Philosophie zum Beispiel, aus den Grenzgebieten der Wissenschaft, die es zu allen Zeiten gibt und wo immer ein wenig anders geforscht wird als innerhalb der paradigmatischen Gemeinde, oder gar von ganz außerhalb der Wissenschaft. Nicht selten prägen auch zufällige Faktoren, wie zum Beispiel persönliche Begegnungen oder historische Umstände die Neuartikulationen.

In dieser Phase entstehen mitunter unüberschaubar viele Versuche, ein neues Paradigma zu formulieren und mit diesen selbstverständlich auch den großen wissenschaftlichen Durchbruch zu schaffen. Kuhn nennt diese Versuche „Paradigmaartikulationen". Oft zerbricht die Wissenschaftsgemeinde während dieser Phase, da nahezu jede/r, der oder die eine Paradigmaartikulation formuliert, gleich auch eine eigene Schule gründet. Über kurz oder lang gewinnt eine der Paradigmaartikulationen schließlich den Wettstreit der neuen Theorien und erlangt allgemeine Anerkennung: der „Paradigmenwechsel" findet statt.

II.2.5 Paradigmenwechsel

Zwei Voraussetzungen müssen mindestens erfüllt sein, damit eine wissenschaftliche Theorie zugunsten einer neuen verworfen wird:
- eine ernsthafte Krise und
- das Vorhandensein einer alternativen Theorie.

Nach Kuhns Erkenntnissen hängt die Frage, welche alternative Theorie im Rennen der ParadigmaanwärterInnen gewinnt, sogar in hohem Maße von außerwissenschaftlichen Faktoren ab, denn die Entscheidung wird sehr viel weniger durch logische Argumente getroffen, als man zunächst annehmen mag. Den Zuschlag erhält nämlich selten die Paradigmaartikulation, welche die beste Theorie zur Erklärung der Natur beziehungsweise eine höhere Übereinstimmung zwischen Theorie und Natur bietet. Es sind vielmehr historische und sozialpsychologische Faktoren, die von entscheidender Bedeutung für den Paradigmenwechsel sind.

In der Phase der revolutionären Wissenschaft streiten die AnhängerInnen der normalwissenschaftlichen Tradition mit deren KritikerInnen und diese wiederum untereinander. Ihr Wettstreit, der eher als Glaubensangelegenheit denn als Vernunftfrage anzusehen ist, führt an einem bestimmten Punkt zur Ablehnung der zuvor anerkannten Theorie und zur Annahme einer neuen. Die wissenschaftliche Revolution ist damit vollzogen und es entsteht eine neue Normalwissenschaft.

Diesen Prozess nennt Kuhn wissenschaftlichen Fortschritt. Fortschritt ist folglich nicht kumulativ, sondern revolutionär: Das Neue schließt nicht an das Alte an, es ist keine Erweiterung des Alten, es ist noch nicht mal mit ihm vergleichbar. Hier liegt auch die Ursache, weshalb es zwischen den VertreterInnen verschiedener Paradigmen oder Paradigmaartikulationen oftmals zum Kommunikationsbruch kommt: Paradigmen besitzen keine vergleichbaren Gültigkeits- und Beweisführungskriterien. Kuhn spricht von der „Inkommensurabilität", der Nichtvergleichbarkeit von Paradigmen. Die AnhängerInnen verschiedener Wissenschaftsgemeinden bewegen sich nicht auf derselben Beweisebene und haben deshalb im Grund keine gemeinsame Basis als Voraussetzung für einen neutralen, rationalen Meinungsaustausch. Erst nachdem sich der Paradigmenwechsel vollzogen hat, können sich die AnhängerInnen der mit dem neuen Paradigma auch neu entstandenen Wissenschaftsgemeinschaft wieder untereinander verständigen. Dieser Übergang geht, gerade auch wegen der Inkommensurabilität, nicht Schritt für Schritt, von Logik und neutraler Erfahrung erwirkt, vor sich, sondern geschieht spontan, vergleichbar einem Gestaltwechsel.[4]

Eine solche Revolution kann mehrere Disziplinen einer Normalwissenschaft betreffen, sie kann aber auch innerhalb einer einzigen Disziplin oder in nur einem einzelnen Forschungszweig stattfinden. In jedem Fall bedeutet sie nicht einfach Zuwachs an Wissen, sondern eine derart umfassende Veränderung von Grundannahmen, dass sich die Auffassung dessen, was als zulässiges Problem oder als legitime Problemlösung gilt verändert und damit das wissenschaftliche Denken neu gestaltet. Es entstehen, entsprechend der neuen Grundannahmen, neue Forschungsgegenstände und neue Forschungsmethoden.

Mitunter werden durch neue Paradigmen Fragen aus der Wissenschaft verbannt, die bereits gelöst waren. Manchmal tauchen alte Fragen und Themen, die zuvor keine Rolle spielten, unter den veränderten paradigmatischen Voraussetzungen wieder auf. In seltenen Fällen, insbesondere in den späten Phasen der normalen Wissenschaft mit der Ausbildung sehr hochspezialisierter Teilbereiche wissenschaftlicher Forschung, können auch zwei oder mehr Paradigmen nebeneinander koexistieren.[5]

Ein Paradigmenwechsel verändert nicht die Welt an sich, sondern das Weltbild, das heißt die Sicht auf die Welt. Angehörige unterschiedlicher Paradigmen leben wie in unterschiedlichen Welten, sie sehen unterschiedliche Dinge und sie sehen sie in unterschiedlichen Beziehungen zueinander. Den AnhängerInnen eines neuen Paradigmas erscheint Vertrautes in neuem Licht, sie stellen aufgrund des gewandelten Weltbildes andere Fragen und konstruieren andere Apparate. Eine erneute Zeit des Rätsellösens beginnt.

---

[4] Kuhn vergleicht die Inkommensurabilität von Paradigmen mit den Ergebnissen psychologischer Experimente zur Gestaltwahrnehmung, wie die der unterschiedlichen Wahrnehmung oder auch Deutung eines Sachverhaltes, wobei zwei Personen bei der Betrachtung desselben Bildes einen Hasen oder eine Ente zu sehen glauben und es ihnen nur mit großer Mühe möglich ist, beide Gestalten zu erkennen, was aber auch nie gleichzeitig, sondern nur nacheinander möglich ist. In derselben Weise lernen die WissenschaftlerInnen die Welt ihres Forschungsbereiches mit bestimmten Augen zu sehen und lernen, sie mit anderen Augen zu sehen, wenn Entdeckungen oder wissenschaftliche Revolutionen stattgefunden haben. (vgl. Kuhn 1962, S. 123ff)

[5] vgl. Kuhn 1962, S. 11

II.3 Außerwissenschaftliche Faktoren: Das Zünglein an der Waage

Kuhn eröffnete mit seiner Theorie ein alternatives Verständnis zur gängigen Wissenschaftstheorie und -geschichte, dem Glauben, dass Wissenschaft „autonom und absolut fortschrittlich sei und sich immer mehr einer vollständigen und richtigen Beschreibung der Wirklichkeit, *wie sie ist*, annähere"[6], womit Kuhn seinerseits ein Potenzial zum Paradigmenrevolutionär beweist. Insbesondere HistorikerInnen und WissenschaftssoziologInnen haben seine These, dass Wissenschaft beziehungsweise ihre VertreterInnen viel stärker von außerwissenschaftlichen Faktoren beeinflusst sind, als sie selbst glauben und andere glauben machen, aufgegriffen und weiter ausgeführt.

Einer von ihnen ist der Wissenschaftstheoretiker und -historiker Paul Feyerabend[7]. Er stellte sich unter anderem die Frage, ob es Qualitätskriterien für Theorien in bezug auf den Erkenntnisfortschritt gibt und kommt dabei zu dem vielzitierten Ausspruch „anything goes", mit dem er in provokativer Weise ausdrückt, dass jedes Konzept, das zu einem Paradigma wird, die Wissenschaft voran bringt. Er betont, dass neue Ideen, Konzepte und Theorien ad hoc entstehen, durch Intuitionen, kreative Eingebungen und nicht durch wohlüberlegte logische Anstrengungen. Diesen Prozess vergleicht er mit der Art, wie Kinder Neues begreifen: spontan und nicht kontinuierlich. Und dies sei bei Erwachsenen nicht anders, nur dass sie ihre Erkenntnisse nachträglich als eine Geschichte rationaler Überlegungen konstruieren und darstellen.

Auch Feyerabend analysierte den Prozess des Paradigmenwechsels und die Bedeutung der außerwissenschaftlichen Faktoren. Dabei führt er am Beispiel des Übergangs vom geozentrischen zum heliozentrischen Weltbild umfassend aus, wie „trickreich" die Pioniere dieses neuen Paradigmas vorgegangen sind: Letztlich überzeugten sie nicht durch ihre Beobachtungen und Beweisführungen, sondern vielmehr damit, dass sie die anderen glauben machten, dass das „Neue" gar nicht neu sei, sondern ein nur vergessenes eigenes Wissen. Man könnte dies durchaus gekonnte Propaganda nennen. Feyerabend weist aber auch darauf hin, dass man Paradigmenrevolutionären und -revolutionärinnen

---

[6] Fox Keller, Evelyn: Liebe, Macht und Erkenntnis. Frankfurt/M 1998, Originalausgabe: „Reflections on Gender and Science", London 1985 (im Folgenden zitiert als „Fox Keller 1998"), S. 11 (Hervorhebung leicht von J.G. geändert).

[7] Feyerabend, Paul: Wider den Methodenzwang. Frankfurt/M 1986. Verwendet wurde die 4. Auflage von 1993. Erstausgabe: o.O. 1975 (im Folgenden zitiert als „Feyerabend 1975").

nicht die Absicht unterstellen darf, dass sie andere mit etwas „Ausgedachtem" überlisten, da sie ja selbst von ihrer Theorie überzeugt sind.

Weitere Kritik an der herkömmlichen Wissenschaftsgeschichte kommt aus den Reihen der feministischen Wissenschaft. Diese Richtung wird unter anderem von Evelyn Fox Keller, geboren 1936, vertreten. Sie benennt, dass auch der geschlechtsspezifische Aspekt einer der außerwissenschaftlichen Faktoren ist, die zum heutigen Wissenschaftsparadigma geführt haben. Diesen Aspekt erläutert sie unter anderem am Beispiel der Auseinandersetzung zwischen den Hermetikern und den Mechanisten im 17. Jahrhundert. Dabei ordnet sie den Hermetikern den weiblichen Aspekt der Ganzheitlichkeit, der Verbindung von Herz, Hand und Verstand zu, und den Mechanisten den männlichen Aspekt der Trennung von Geist und Materie, von Hand und Verstand vom Herzen.[8]

Die Arbeiten von Kuhn, Feyerabend und Fox Keller räumen mit der Vorstellung auf, dass Wissenschaft neutral sei, unabhängig von den Menschen, deren Persönlichkeit und Kontext. Sie machen Schluss mit der in der gängigen Geschichtsforschung weit verbreiteten Gewohnheit bewertender Aussagen, die sich in Formulierungen wie „schon damals erkannte er xyz, worüber wir inzwischen noch viel besser Bescheid wissen" oder „damit legte er die Grundlagen für die heutige xyz-Erkenntnis". Ein gutes Beispiel für einen toleranten Umgang mit der eigenen Geschichte beziehungsweise mit vorangegangenen Paradigmen, zeigt sich in der Kunst. Dort können gleichberechtigt verschiedene Stile nebeneinander existieren. Die Vorstellung, früheren Epochen einen absoluten Wert abzusprechen, da diese sozusagen nur die Vorarbeit für die aktuellen Stilrichtungen geleistet hätten, erscheint geradezu grotesk.

Die Erkenntnisse der modernen Wissenschaftstheorie bieten der Geschichtsforschung eine geeignete Grundlage, um sich aus der Trance des gegenwärtigen, insbesondere durch die modernen Naturwissenschaften vorgegebenen, Paradigmas lösen zu können, und damit eine geeignete Sichtweise für die zentrale Fragestellung „War Franz Anton Mesmer ein Paradigmenrevolutionär?". Darüber hinaus erklären sie meine anfängliche Verunsicherung, ob die von mir gestellten Fragen „Warum wer wann wo welche Art von Erfolg hat?" wissenschaftlich sind: Solche Fragen interessieren in unserem herrschenden Paradigma allenfalls in Bereichen wie Kompetenz- oder Persönlichkeitstraining, nicht aber in der Wissenschaft. Aus unserer derzeitigen paradigma-

---

[8] vgl. Fox Keller 1998, S. 55f

tischen Sicht sind diese Fragen nämlich bereits beantwortet: Erfolg hat, wer schlauer ist als die anderen.

Die Impulse der modernen Wissenschaftstheorie werden insbesondere in das letzte Kapitel (IV Antworten) einfließen, machen sich aber bereits auch in der folgenden Datensammlung bemerkbar. Ich werde ihnen entsprechend versuchen, den Kontext und die Biografie Mesmers wertfrei darzustellen, das heißt – wie eben in der Kunstgeschichte vorgestellt – allen Anschauungen und Weltbildern gleichermaßen Berechtigung geben und tendenziöse Formulierungen vermeiden.

III Kontext, Biografie, Praxis, Theorie und Wirkungen Franz Anton Mesmers

Die Ideengeschichte geht davon aus, dass hinter beziehungsweise in allen geschichtlichen Vorgängen, in allen Bereichen menschlichen Seins Kräfte wirken, die auf ideelle Grundannahmen zurückzuführen sind. In der Kulturanthropologie nennt man sie den Set und unterscheidet diesen vom Setting, der die konkreten Auswirkungen der Grundannahmen beschreibt. Solche Grundannahmen beziehen sich zum Beispiel auf das Welt- und Menschenbild und beantworten Fragen wie: Hat der Mensch eine Seele oder nicht? Wenn ja, ist die Seele mit dem Leib verbunden oder nicht? Stirbt sie auch, wenn der Mensch stirbt oder ist sie unsterblich? Ist ein Kulturkreis von der Existenz und der Unsterblichkeit einer Seele überzeugt, werden sich zum Beispiel die Rituale zum Umgang mit Sterbenden oder Toten anders gestalten als in einer Kultur, die davon ausgeht, dass mit dem Tod auch die Seele stirbt, oder davon, dass sich die Seele mit dem Tod des Menschen auf einen gefahrenvollen Weg begeben muss. Ebenso unterschiedliche Annahmen zeigen sich in der Geschichte der Wissenschaft. Die Medizin entwickelt unterschiedliche Konzepte zu Krankheit und Heilungswegen, je nachdem innerhalb welcher Wirkzusammenhänge der Mensch gesehen wird: Ist Krankheit eine Strafe Gottes, ist sie genetisch oder psychologisch bedingt? Klar ist, dass es sich bei diesen Annahmen um grundlegend unterschiedliche Konzepte vom Menschen und seiner Welt handelt. Die Auseinandersetzung mit diesen ideellen Grundannahmen ist eine der traditionellen Aufgaben der Philosophie. Die sich aus diesen Diskussionen ergebenden Haltungen wirken in alle Bereiche menschlichen Seins hinein. Und: Sie gehen in der Regel mit dem herrschenden Paradigma, entsprechend unreflektiert verinnerlicht, einher.

In diesem Kapitel werden neben dem wissenschaftlichen Kontext auch die ideengeschichtlichen Strömungen vorgestellt, die zum Erfolg und den Anfeindungen Franz Anton Mesmers beigetragen haben. Bei diesen Ausführungen handelt es sich also, wie bereits im Unterkapitel I.2 (Ziele und Grenzen) dargelegt, keineswegs um eine umfassende, sondern um eine bereits themenzentrierte Darstellung des Kontextes. Die Darstellung ist deskriptiv, beruht ausschließlich auf Sekundärquellen[9] und beginnt mit dem geistesgeschichtlichen Kontext, da sich hier Ideen und Trends meist recht unverkleidet zeigen.

Dieses Zusammentragen von Informationen dient der ersten Annäherung an den Untersuchungsgegenstand und wird im weiteren Verlauf durch die Biografie Mesmers ergänzt. Die Auswertung der Daten unter Berücksichtigung wissenschaftstheoretischer Kriterien erfolgt in Kapitel IV (Antworten).

III.1 Kontext

III.1.1 Geistesgeschichtliche Strömungen

Die Renaissance entwickelte sich im 14. und 15. Jahrhundert in Italien und breitete sich im 16. Jahrhundert in ganz Europa aus. Zusammen mit der sie begleitenden Strömung des Humanismus gibt sie wesentliche Impulse zur Ent-

---

[9] Benutzt wurden: Ackerknecht, Erwin H.: Geschichte der Medizin. Stuttgart 1959, 7. Auflage von 1992 (im Folgenden zitiert als „Ackerknecht 1959")/Bischof, Marco: Das innere und das äußere Licht (In: Lassek, Heiko [Hrsg.]: Wissenschaft vom Lebendigen. Berlin 1999, S. 53–110) (im Folgenden zitiert als „Bischof 1999")/Bischof, Marco: Tachyonen, Orgonenergie, Skalarwellen. Aarau 2002, 2. Auflage von 2004 (im Folgenden zitiert als „Bischof 2004")/Ego, Anneliese: Animalischer Magnetismus oder Aufklärung. Würzburg 1991 (im Folgenden zitiert als „Ego 1991")/Ennemoser, Joseph: Geschichte der Magie. Leipzig 1844/Franzen, August: Kleine Kirchengeschichte. Freiburg 1988 (im Folgenden zitiert als „Franzen 1988")/Gleichen-Russwurm, Alexander; Wencker, Friedrich: Kultur- und Sittengeschichte aller Zeiten und Völker, Bd. 15: Das Jahrhundert des Rokoko – Kultur und Weltanschauung im 18. Jahrhundert. Wien, Hamburg, Zürich 1936/Helferich, Christoph: Geschichte der Philosophie. Stuttgart 1985/Herzfeld, Hans (Hrsg.): Bibliografisches Lexikon zur Weltgeschichte. Frankfurt/M 1969/Hoffmeister, Johannes (Hrsg.): Wörterbuch der philosophischen Begriffe. Hamburg 1955 (im Folgenden zitiert als „Hoffmeister 1955")/Heyden, Verena von der: Europäische Salons. Düsseldorf, Zürich 1997 (im Folgenden zitiert als „Heyden 1997")/Hubatsch, Walter: Das Zeitalter des Absolutismus. Braunschweig 1962 (aus der Reihe: Gerhard Ritter [Hrsg.]: Geschichte der Neuzeit). Verwendet wurde die 4. und ergänzte Auflage von 1975/Schönpflug, Wolfgang: Geschichte und Systematik der Psychologie. Weinheim 2000/Winter, Fritz (Hrsg.): Kulturgeschichte Europas. Braunschweig 1981.

deckung der menschlichen Persönlichkeit, ihrer Natur und Stellung im Universum jenseits religiöser Zusammenhänge. Das Individuum löst sich vom Dogmatismus, insbesondere dem der Kirche, und wird damit Teil einer weltlichen und geistigen Neuorientierung. Es ist die Zeit der großen Mathematiker-Philosophen, die Zeit von Francis Bacon (1561–1626), Rene Descartes (1596–1650) und Gottfried Wilhelm Leibniz (1646–1716), die sich für eine vorurteilsfreie, auf Erfahrung und Experiment beruhende Forschung einsetzen und damit das induktive Wissenschaftsdenken vorbereiten.

Traditionelle philosophisch-theologische Themenbereiche wie das Auslegen von Autoritäten oder das Ergründen des Wechselspiels zwischen Mikrokosmos und Makrokosmos weichen dem Forschen auf der Grundlage gesicherten Wissens. Während Descartes die Trennung von Leib/Materie und Seele/Geist (res cogitans und res extensa) in die Welt bringt, stellt Leibniz die Frage nach dem Zusammenhang zwischen diesen beiden Entitäten. Seine Antwort ist ein Weltbild unendlich vielfältiger individueller Substanzen (Monaden), die zwar vollständig voneinander getrennt sind, aber auf je eigene Weise die ganze Welt immer schon in sich tragen. Die Illusion des gemeinsamen Seins erklärt er durch die Gesetzmäßigkeit der praestabilierten Harmonie, die von der vollkommensten, der wachsten aller Monaden – Leibniz nennt sie auch Gott oder den „vorzüglichsten aller Baumeister" – bei der Erschaffung des Universums mit installiert wurde.

Insgesamt distanziert man sich in dieser Zeit von jeglichen religiösen Lehren, ist damit aber keineswegs nach heutigem Verständnis rein materialistisch orientiert. Geistige Prinzipien und magische Vorstellungen gehören als selbstverständliche natürliche Wirkkräfte zum Weltbild der Renaissance. Abgelehnt werden die Formen der Magie, die an religiöse Glaubenssysteme gebunden sind, wie zum Beispiel die im christlichen Glauben verankerte, von Dämonen oder dem Teufel ausgeführte Magie oder Zauberei.

Zwischen dem Ende des 16. und der Mitte des 18. Jahrhunderts bringt das Barock dem Menschen sowohl die unglaubliche Fülle, in der er lebt, als auch die schmerzliche Endlichkeit seines irdischen Seins zu Bewusstsein. Diese Endlichkeit enthüllt zugleich die Welt als Schein und Trug, in der nichts Bestand hat. Es ist die Zeit, in der der christliche Glaube wieder auflebt, aber auch die Zeit der rauschenden Feste, um die kurze Zeit der Fülle zu genießen. Weltflucht und Weltlust markieren das Spannungsfeld des Barock.

Zwischen der Endphase des Barock und den Anfängen der Aufklärung gibt das Rokoko (1720–1790) Ausdruck der Umwälzungen. Das Schwere weicht dem Leichten, insbesondere in der Kunst und in der Musik. Sinnlichkeit, Weiblichkeit und eine neue Art von kunstvollem Naturgefühl ersetzen die männlich-heroische Orientierung des Barock.

Die Zeit vom Beginn der Renaissance bis zu den Anfängen der Aufklärung ist einerseits die Periode der großen rationalistischen philosophischen Systeme und umwälzender Entdeckungen in der Wissenschaft, andererseits ist sie auch die Zeit der Hexenverfolgungen und des Glaubens an die Teufelsbesessenheit. Der neuzeitliche Mensch scheint ursächlich von einer tiefgehenden Verängstigung betroffen zu sein. Sie rührt daher, dass er einerseits in den Mittelpunkt der Betrachtung gerückt, aber andererseits seiner vorherigen Sicherheiten beraubt wird, wie zum Beispiel des Wissens um seinen Platz im Zentrum des Universums und die Einbindung in einen konsensuell traditionellen, christlichen Sinnzusammenhang.

David Hume (1711–1766), Vertreter des englischen Empirismus und Wegbereiter der Aufklärung, ist erbitterter Gegner allen Aberglaubens und erkennt neue Orientierungen durch die Untersuchung der Natur des menschlichen Verstandes und der Erkenntnisfähigkeit. Hume formuliert die Unterscheidung zwischen Vernunftwahrheiten (relations of ideas), für die die Mathematik Modell steht und die immer absolut wahr sind, und Tatsachenwahrheiten (matters of fact), bei denen immer auch das Gegenteil möglich ist. So erkennt er zum Beispiel, dass das menschliche Denken und Handeln von Gewohnheiten und inneren Gewissheiten oder Instinkten geprägt sind und der Mensch ständig mit dieser Mangelsituation umgehen muss. Er plädiert für einen gemäßigten Skeptizismus und Toleranz gegenüber Außenseiterprinzipien.

Die Aufklärung breitet sich um 1730 von Frankreich ausgehend nach England und Deutschland aus und erreicht ihren Höhepunkt um 1785. Als Wegbereiter sei Christian Wolff (1679–1754) genannt. Er ist die zentrale Gestalt in der Philosophie der ersten Hälfte des 18. Jahrhunderts, wesentlich beeinflusst von Leibniz, dessen Werk er umarbeitet, systematisiert und popularisiert. Seine Botschaft ist die der Welt als ein harmonisches, von göttlichen Naturgesetzen gelenktes Gefüge, wobei er betont, dass der Mensch diese Natur ebenfalls in sich trägt. Daraus leitet er ab, dass jeder Mensch jeden Anspruch auf die volle und unbehinderte Entfaltung aller Kräfte hat, die er in sich trägt. Seine Werke wurden in unzähligen Auflagen verbreitet. Im Jahre 1737 werden 137 schreibende und veröffentlichende Wolffianer gezählt, die meisten von ihnen sind Lehrstuhlinhaber.

Es ist der wesentliche Impuls der Aufklärung, nach einer langen Periode der Unwissenheit, die Mündigkeit zu erklären, die in jedem Menschen angelegt ist. Immanuel Kant (1724–1804) prägt den Grundsatz von der Aufklärung als Ausgang des Menschen aus seiner selbstverschuldeten Unmündigkeit. Grundlegendes Merkmal allen Handelns ist der Verstand beziehungsweise die Vernunft, sie sollen die Leitung in eine Zukunft unbeschränkten Fortschrittes übernehmen. Aus dieser Epoche stammt auch die Forderung, dass die Wissenschaft dem Wohle der Menschheit dienen kann und muss. Die Aufklärung betont auch die gesellige Natur des Menschen und erklärt, dass die Gesellschaft für den Menschen geschaffen ist. Die rationalen, praxisorientierten und optimistischen Züge der Aufklärung fließen ein in die Beschäftigung mit Reformen und Hilfe für die benachteiligten Mitglieder der großen menschlichen Familie. Auch die Prinzipien der Religionsfreiheit und der gegenseitigen Toleranz werden in dieser Epoche proklamiert.

In Deutschland, anders als zum Beispiel in Frankreich, wird die Aufklärung von den herrschenden Fürsten in Form eines „aufgeklärten Despotismus" übernommen und sie behält die Grenzen der herrschenden Glaubenslehren bei. Insgesamt gehört der Idealtypus der Aufklärung dem Adel oder dem neuen dritten Stand, dem Bürgertum an, der sein Leben im Einklang mit den Forderungen der Vernunft und der Gesellschaft führt.

III.1.2 Politik- und Kirchengeschichte

Während das Frankreich Ludwig des XIV. (1661–1715) noch als Modell der absolutistischen Monarchie für Europa gilt, beginnt in den 60er Jahren des 18. Jahrhunderts die Zeit der Revolutionen als Konsequenz eines im verfassungspolitischen Sinne angestrebten allgemeinen demokratischen Umbruchs. Es ist dies eine Auswirkung des aufklärerisch-säkularisierten, von theologisch-scholastischen Vorgaben befreiten Denkens, welches immer stärker auf die Kraft der Vernunft vertraut.

Deutschland besteht im Gegensatz zu den geeinten Nationen wie Frankreich oder England zu Beginn der Aufklärung aus einem Konglomerat von mehr als 300 Staaten verschiedenster Größe. Es herrscht ein mächtiges System erblicher sozialer Klassen: Adel, Bürgerschaft, Bauern und Arbeiter. Die unteren und mittleren Schichten befinden sich fest in der Hand der Kirche. In Frankreich entwickelt sich im Anschluss an die aufklärerische Verkündung des Vorrangs der Vernunft über Unwissenheit, Aberglauben und blinde Tradition die Französische Revolution. Das übrige Europa reagiert mit einem Kompromiss zwischen den Grundsätzen der Aufklärung und den Interessen der herrschenden Klassen.

Mesmer wächst in die Zeit der Revolutionen und der so genannten „aufgeklärten Monarchien", dem Habsburgischen Reich unter Kaiserin Maria Theresia (1717–1780) und dem Preussischen Reich unter Kaiser Friedrich II. (1712–1786), hinein. Es ist auch die Zeit der Schlesischen Kriege (1740–1742 und 1744–1745) und des Österreichischen Erbfolgekrieges (1741–1748), durch die Friedrich II. Preußens Stellung behauptet und neben Österreich zur führenden Großmacht ausbaut und die erst 1763 mit dem Siebenjährigen Krieg zu Ende gehen.

Beide Herrscher zeichnen sich innenpolitisch durch reformbewusstes Handeln aus. Maria Theresia macht nicht nur durch die Verteidigung ihres Erbes gegenüber Friedrich II. Geschichte, sondern auch durch ihre innenpolitisch zielbewussten und gleichzeitig maßvollen Reformen. Den 10jährigen Frieden zwischen den Kriegen nutzt sie unter anderem zur Vereinheitlichung der Verwaltung, der Errichtung von Zentralbehörden, der Zurückdrängung der Stände, der Belebung der Wirtschaft, der Förderung des Schulwesens und der Wissenschaften und zu Agrarreformen. Ergebnis ihrer Regierungszeit ist die Umwandlung der habsburgischen Ländermasse in einen modernen Staat.

Friedrich II. zeichnet sich durch rein verstandesmäßige Geistigkeit und verfeinerte Lebenskultur, Literatur- und Musikliebe aus, und unterscheidet sich damit sehr von seinem Vater Friedrich Wilhelm II. Er unterhält einen Briefwechsel mit Voltaire, begeistert sich für die französische Kultur und die Aufklärungsphilosophie. So erlangt er eine philosophische Weltanschauung im Glauben an die Vernunft als ordnendes Weltprinzip. In Friedrichs Innenpolitik drücken sich die humanitären Forderungen der Aufklärung aus. Er wird seinem Ideal „Erster Diener im Staate" zu sein gerecht: Er beseitigt die Tortur in der Strafrechtspflege, begründet die verfallene Akademie der Wissenschaften neu und erbaut die katholische Hedwigskirche in Berlin als Ausdruck seines Prinzips der religiösen Toleranz. Die Staatsverwaltung behält er zwar im Wesentlichen bei und der Adel erfährt vielfältige Förderung, er sichert aber beispielsweise auch die Brotversorgung der ärmeren Bevölkerungsschichten.

Die christliche Kirche, die im Mittelalter zur beherrschenden religiösen Macht herangewachsen war und auch an der politischen Entwicklung in Europa maßgeblich Anteil gehabt hatte, verliert mit Beginn der Renaissance immer mehr an Einfluss. Sie wird durch Reformation und Spaltung geschwächt. Protestanten wie Katholiken sind bemüht, ihre Macht wieder zu gewinnen.

Dabei wird die katholische Kirche vom Jesuitenorden unterstützt, der 1534 von dem Mystiker, aber auch Kritiker der institutionellen Kirche, Ignatius von Loyola (1419–1556), gegründet wird. Intention seines Ordens ist die innere Erneuerung und Vertiefung des christlichen Lebens in einer weltzugewandten Form, die neben dem reinen Glauben auch den Wert am guten Werk lebt und propagiert: „Bete so, als hänge alles nur von Gott ab; aber wirke selbst so mit, als ob es ganz von Dir abhinge, ob du gerettet wirst."[10] Neben diesem Einsatz, den katholischen Glauben zu einer neuen Synthese mit der Welt zu führen, setzt die katholische Kirche auf päpstliches Geheiß Mitte des 16. Jahrhunderts aber auch die Inquisition in ungekannter Grausamkeit gegen alle ein, die nicht bereit sind, sich dem katholischen Glauben anzuschließen. Ein weiteres Mittel, die Menschen über den Angstfaktor wieder an den Glauben zu binden, ist die Hexenverfolgung. Den Glauben an die Existenz von Hexen und ihre teuflischen Kräfte teilen Protestanten und Katholiken. Das Erscheinen des „Hexenhammers" (1487) schürt die Angst vor den Kräften der Hexen. Diese erreicht zwischen 1590 und 1630, einer Massenneurose gleich, ihren Höhepunkt und gipfelt in den Hexenverbrennungen. Diese nehmen erst Mitte des 18. Jahrhunderts wieder ab. Es sind die aufklärerischen Gedanken, die die Abschaffung der Hexen- und Ketzerprozesse bewirken, sowie die Entwicklung religiöser Toleranz insgesamt.

III.1.3 Wissenschaftsgeschichte

Die Renaissance legt den Grundstein zur beobachtenden Wissenschaft. Das Prinzip der Autorität wird abgeschüttelt. Die WissenschaftlerInnen stellen vermehrt kritische Untersuchungen über das Verhältnis zwischen Theorie und der tatsächlichen Wahrnehmung von Naturerscheinungen an. Das deduktive Verfahren wird sukzessive vom induktiven abgelöst. Es ist die Zeit der großen Entdeckungen von Nikolaus Kopernikus (1473–1543), Galileo Galilei (1564–1642) und Johannes Kepler (1571–1630). Durch Naturbeobachtung und analy-

---

[10] Ignatius von Loyola, zitiert nach: Franzen 1988, S. 313

tische Verfahren werden sie zu den Pionieren des heliozentrischen Weltbildes. Isaac Newton (1643–1727) ergänzt die Keplerschen Gesetze zu den Grundgesetzen der Mechanik und ist damit als Wegbereiter für die beginnende Aufklärung einzuordnen. Sein Denken beinhaltet, wie bei vielen seiner ZeitgenossInnen, eine religiöse Dimension: Mathematik, Naturwissenschaft und Gotteserkenntnis sind bei ihnen nicht wie heutzutage voneinander getrennte Disziplinen. Newtons mechanistische Auffassung des Universums fördert ab dem 18. Jahrhundert, dem Jahrhundert der Entdeckungen und Erfindungen, in allen wissenschaftlichen Disziplinen die Tendenz, Probleme mit mechanistisch-rationalen Argumenten zu lösen.

III.1.4 Geschichte der bioelektrischen Erscheinungen

Eine der großen Leistungen der Physik des 18. Jahrhunderts ist die Entdeckung der Elektrizität und deren Dienstbarmachung. Die Erforschung der elektrischen Phänomene kann als die Suche nach einer der Aufklärung gemäßen Erklärung für das Wesen und die Quelle der Lebenskraft bezeichnet werden. Das Interesse an diesem Thema beginnt weit vor der Renaissance und jenseits der physikalischen Disziplin. Es beschäftigt die antiken Philosophen innerhalb der Frage nach dem Wesen der Dinge. Platon (427–347 v.u.Z.) zum Beispiel stellt sich die Seele als unkörperliche Substanz und als die ursprünglich bewegende Kraft vor. Aristoteles (384–322 v.u.Z.) wiederum sieht in der Seele keine eigene Qualität, sondern beschreibt sie als die Vollendung des organisch tätigen und lebenden Körpers. Seine Antwort auf die Frage nach dem Ursprung des Lebendigen ist der „Äther", den er als geistige Qualität, als fünftes Element, bezeichnet und als Quelle des Lebendigen an sich versteht. Die Neuplatoniker, wie zum Beispiel Plotin (um 270–204 v.u.Z.) und sein Schüler Porphyrios (um 304–232 v.u.Z.), greifen die Äthervorstellung als Verstofflichung der Weltseele auf. Eine Weiterführung der Äthertheorie ist im 15. Jahrhundert die Vorstellung vom „spiritus", der als das wirkende Prinzip in der Natur gesehen wird. Gemeinsam ist diesen Ansätzen die Antwort auf den Sinn der Lebenskraft: Sie ist es, welche die Verbindung zwischen den Organismen untereinander darstellt (hier ist auch der Beginn der späteren Sympathienlehre angesiedelt), zwischen den lebenden Organismen und der Schöpferkraft, zwischen Mikrokosmos und Makrokosmos überhaupt.

Bis ins 18. Jahrhundert hinein gehen die meisten großen Denker und Forscher von einer essentiellen Kraft aus, die den Einfluss von einem Ding auf ein anderes bewirkt. Struktur und Wirkweise dieser Qualität werden unterschiedlich erklärt. Die vielfältigen Annahmen können dabei in zwei grundlegend unterschiedliche Richtungen aufgeteilt werden: Die Spiritualisten plädieren für eine geistige Natur der Lebenskraft, die Materialisten ordnen sie eher einer ganz feinen, aber letztlich stofflich-materiellen Natur zu.

Anfang des 18. Jahrhunderts folgen die Entdeckungen des Unterschiedes zwischen Leitern und Nichtleitern/Isolatoren, der Elektrisierbarkeit von Metallgegenständen, Tieren und Menschen durch die Berührung mittels Reibung elektrisch aufgeladener Glasstangen, des Phänomens der Anziehung beziehungsweise der Abstoßung zwischen geladenen Gegenständen und die Erkenntnis über die positive und negative Ladung, dass sich gleiche Ladungen abstoßen und ungleiche anziehen. Diese Phänomene rufen ähnlich unterschiedliche Stellungnahmen der Gelehrten hervor, wie Struktur und Wirkweise der Lebenskraft. Benjamin Franklin (1706–1790) erkennt in ihnen eine „Ladung von elektrischem Feuer" und nennt es 1747 „Elektrikum", ein schwereloses, außerordentlich feines Fluidum. Luigi Galvani (1737–1798) und Allessandro Volta (1745–1827) hingegen beziehen, angeregt durch die Ergebnisse ihrer Froschschenkelversuche, 1777 die wegweisende Haltung, dass die Quelle der Elektrizität in der Verschiedenartigkeit der Metalle zu finden ist.

III.1.5 Medizingeschichte

Bis zum Beginn der Neuzeit ist die Medizin der abendländischen Kultur magisch-religiös geprägt, was sich zum Beispiel in der Annahme unnatürlicher Krankheitsursachen widerspiegelt. So sind es etwa Dämonen, die Krankheiten auslösen, um zum Beispiel Tabuverletzungen zu bestrafen. Die therapeutischen Maßnahmen bestehen aus entsprechenden Ritualen. Ältestes Dokument zu Knochenheilung und Blutstillung in deutscher Sprache sind die Merseburger Zaubersprüche aus dem 10. Jahrhundert.

Die Anfänge der abendländischen Medizin gehen in das 5. Jahrhundert v.u.Z. zurück: Der Beginn der griechischen Heilkunde. Insbesondere Aristoteles entwickelt die Grundlagen dafür, Krankheiten von einem naturalistisch-rationalen Standpunkt aus zu betrachten. Erwähnt sei auch der Anatom Galen (129–199), der durch seine vorrangig spekulative Physiologie eine bis ins

17. Jahrhundert allgemein anerkannte Humoralpathologie (Säftelehre) entwickelt. In seiner Theorie finden sich sowohl die Erkenntnisse aus anatomischen Experimenten als auch sinngebende Glaubenssätze, wie zum Beispiel, dass die Funktion des Herzens auch darin besteht, das Blut mit „spiritus vitales" (Lebensgeistern) anzureichern, während das Gehirn das Blut mit „spiritus animales" (Seelengeistern) versorgt, die durch das Nervensystem im Körper verteilt werden.

Die Renaissance ist die Zeit des extremen Schmutzes in den Städten und der Seuchenkrankheiten, aber auch die Wiege der modernen Medizin. Ihre Impulse bewirken, dass sich die ersten Ärzte gegen den Dogmatismus der alten Autoritäten auflehnen. Experiment und Beobachtung gewinnen an Bedeutung, zum Beispiel in Form von physiologischer und mikroskopischer Forschung. Ganz im Zeichen der Zeit ist auch der Appell des bis ins 17. Jahrhundert hinein sehr einflussreichen Arztes und Naturphilosophen Paracelsus (1494–1541) zu erkennen, das medizinische Wissen nicht mehr den antiken Schriften, sondern den empirischen Erfahrungen zu entnehmen. Er ist sicher als ebenso wichtiger Reformator für die Medizingeschichte anzusehen, wie sein Zeitgenosse Martin Luther (1483–1546) für die Kirchengeschichte. Paracelsus öffnet die geschlossene Lebensordnung des Verhältnisses Mensch/Schöpfung hin zu einem System, das den Menschen als Individuum würdigt und die Basis legt für die Entstehung einer Therapienvielfalt. Dabei berücksichtigt er, wie alle seine Zeitgenossen und -genossinnen, sowohl die stofflich-materielle als auch die seelisch-geistige Dimension des menschlichen Seins und des Universums. Er glaubt an die Vollkommenheit der Natur und ihrer Hervorbringungen und daran, dass es nur darauf ankommt, sie richtig zu erkennen und zu nutzen. Dabei schließt er die „unsichtbare Natur", so nennt er das Wissen um Philosophie, Magie und Astronomie, mit ein: Das Wissen um die höhere Ordnung, um die Wechselbeziehung zwischen Mikrokosmos und Makrokosmos, Schöpfung und Geschöpf, Leib und Seele. Die vermittelnde Kraft bezeichnet er als „spiritus vitae", die durch das Wechselspiel zwischen Sympathie und Antipathie hervorgerufen wird. Den sichtbaren Beweis für diese unsichtbare Kraft sieht er im Ferromagnetismus. Der Magnet wird von Paracelsus auch zu Heilungszwecken eingesetzt.

Die wichtigste Entdeckung in der Epoche des Barock ist wohl die des Blutkreislaufes durch William Harvey (1578–1657) im Jahre 1628, wobei es ideengeschichtlich interessant ist, dass Harvey Herz und Blutkreislauf, vom restlichen Organismus isoliert, auf seine physikalisch-mechanische Funktion hin untersucht. Die Forschungsmethode, Teile vom Ganzen getrennt zu betrachten, weist auf den beginnenden Einfluss des neuen Paradigmas, das sich durch Errungenschaften der Physik, wie zum Beispiel die mechanischen Gesetze Keplers zu etablieren beginnt, unter anderem auch auf die Medizin hin.

Aufklärerische Impulse, insbesondere aus der Philosophie, beispielsweise von Francois Voltaire (1694–1778) oder Jean-Jacques Rousseau (1712–1778) verstärken ab Mitte des 18. Jahrhunderts diese Art des Forschens durch mechanistische Konzepte vom Universum und den Organismen. Das „Mensch als Maschine"-Modell von Julien Offray de La Mettrie (1709–1751) wird zum Inbegriff der mechanistisch orientierten Medizin. Als Gegenreaktion beginnt sich eine zweite Gruppe von Medizinern zu formieren, die sich an einem alternativen Menschen- und Weltbild orientiert: Die Anhänger des Vitalismus oder auch Animismus, vertreten unter anderem durch Georg Ernst Stahl (1660–1734). Sie wenden sich gegen die mechanistische Medizin und erklären Leben und Krankheit durch die Einwirkung einer „empfindenden Seele" oder Anima, die jeden Teil des Organismus bewohnt.

Der philosophische Einfluss bewirkt aber nicht nur eine folgenreiche Abwendung von der Beschäftigung mit dem Schicksal der Seele, sondern auch eine richtungsweisende Hinwendung zum Interesse des Gemeinwohles. Äußere Faktoren, wie zum Beispiel mangelnde Hygiene werden als Krankheitsursache erkannt, an der Verbesserung der Lebensbedingungen wird gearbeitet. Durch die Verbesserung der hygienischen Bedingungen im öffentlichen wie im privaten Leben wird begonnen, auch für eine Krankheitsvorbeugung zu sorgen. Auch soziale Schwierigkeiten werden als mögliche Krankheitsauslöser erkannt, zum Beispiel bei der Entstehung von Geisteskrankheiten. Wesentliche Veränderungen im Umgang mit den Geisteskranken, deren bisherige Verwahrung als unmenschlich erkannt wird, sind die Folge. Für diese veränderte Sicht ist sicherlich auch maßgebend, dass man die Ursache von Geisteskrankheiten und Krankheiten insgesamt nicht mehr auf die Rache von magisch-religiösen Kräften, und Krankheit nicht mehr als Besessenheit im Sinne einer Bestrafung für begangene Sünden zurückführt.

Erfolgreichster Kliniker und medizinischer Lehrer dieser Epoche ist der Niederländer Hermann Boerhaave (1668–1738). Sein Erfolg beruht darauf, dass er sich keinem Einzelsystem oder Lehrgebäude unterordnet, sondern Mechanik, Chemie und die unmittelbare klinische Betrachtung auf effiziente Weise miteinander verbindet. Viele Schüler wurden von ihm ausgebildet. Zwei von ihnen, Gerard van Swieten (1700–1772) und Anton de Haen (1704–1776), gründen die Wiener Schule, an der Franz Anton Mesmer sein Medizinstudium absolviert.

III.1.6 Der Magnetismus in der Medizin

Der Magnet und seine Eigenschaften weckten bereits das Interesse Platons: Er hält die magnetische Anziehung für ein göttliches Phänomen. Thales (625–545 v.u.Z.) schreibt dem Magneten eine Seele zu.

Auch die Denker und Forscher der Renaissance wie zum Beispiel Giordano Bruno (1548–1600), Bacon und Newton beschäftigen sich mit den magnetischen Phänomenen. Descartes zum Beispiel sieht die Nerven als eine Art Röhren, in denen ein besonderes Fluidum fließt. In medizinischer Hinsicht wird der Magnetismus insbesondere durch Paracelsus erforscht und auch therapeutisch eingesetzt. Er nennt die unsichtbaren Kräfte, mittels derer die himmlischen und die irdischen Körper miteinander korrespondieren, Sympathie und Antipathie, das wirkende Prinzip schlechthin, welches durch die „spiritus vitae" hervorgerufen wird. Dieses Wirkprinzip überträgt er vom Magneten auch auf den Menschen.

Im 17. Jahrhundert wird die beginnende Entmystifizierung des Universums und des planetaren Einflusses deutlich. So schreibt der therapeutisch an Paracelsus anknüpfende Arzt Johann Baptista van Helmont (1577–1644) den Planeten nur noch einen Einfluss über die Witterung zu. Den Magnetismus jedoch sieht er als rein geistiges Prinzip, das Fernwirkung besitzt und durch den menschlichen Willen freigesetzt werden kann. Auch er setzt den Magnetismus therapeutisch ein.

Das Bestreben des Physikers und Mediziners Rudolf Göckel (1572–1621), die magisch-magnetischen Kuren durch natürliche Wirkungen zu deuten, löst einen zehn Jahre andauernden Streit mit einem Jesuiten aus, der die damalige – wie auch die heutige – Verunsicherung im Umgang mit dem Magnetismus auf den Punkt bringt: Hat er eine Wirkung? Und wenn ja, ist sie natürlichen oder geistig-spirituellen Ursprungs oder ist sie, dem theologischen Standpunkt der damaligen Zeit entsprechend, irreligiöses Teufelswerk?

Im Jahr 1641 gibt der Jesuit Athanasius Kircher (1601–1680) ein umfangreiches Werk zum Magnetismus heraus. In diesem erhebt er einerseits das magnetische Prinzip zu einer Universalkraft und dehnt es auf alle Lebewesen und die Vorgänge zwischen ihnen aus, wie zum Beispiel auf den Magnetismus der Liebe oder der Musik. Andererseits lässt er den magischen Anteil in seiner Theorie wie auch in seiner praktischen Heilkunde, der „Magnetopathie", zurücktreten. Die Fernwirkung des Magnetismus zum Beispiel beschränkt er auf den Körper des Fantasierenden. Weitere Zeitgenossen diskutieren in die Richtung, dass die magische Wirkung des Magnetismus nicht auf immaterieller Information beruht, sondern auf Fantasie und Glauben, oder gar auf Aberglauben, das heißt auf etwas Dämonischem, Verbotenem.

Der Arzt und Naturforscher Albrecht von Haller (1708–1777) erbringt die ersten Nachweise zur „Irritabilität". Seine Theorie besagt, dass Lebewesen Reize mit bestimmten Reaktionen beantworten und er erklärt diese Reaktionen mit der „vis insita", einer der Materie innewohnenden Kraft. Er nimmt auch an, dass die Erde in ihrem Inneren einen magnetischen Kern hat. Leonhard Euler (1707–1783) geht sogar davon aus, dass die ganze Erde, Sonne, Mond und die Gestirne überhaupt von magnetischer Substanz sind. Damit dehnt er die Bedeutung des Magnetismus auf das gesamte Weltgebäude aus und erklärt alle Operationen der Natur und ihren ganzen Zusammenhang für magnetisch. Ende des 17. Jahrhunderts verliert die Magnetismusdiskussion wieder an Bedeutung.

Die Entwicklung des Stahlmagneten, dessen Wirkung sehr viel stärker ist als die des natürlichen Magneten, sowie Entdeckung und Erfolgszug der Elektrizität, haben seit Mitte des 18. Jahrhunderts eine Reihe von Veröffentlichungen zur Folge, die elektrische und magnetische Phänomene vergleichen. Nachdem die Elektrotherapie in den 50er Jahren fast den Rang einer Universalmedizin eingenommen hatte – auch van Swieten und de Haen, Mesmers Professoren in Wien, sind praktizierende Elektrotherapeuten – erlebt der Magnetismus in den 60er Jahren eine regelrechte Renaissance. Von England aus breitet sich die medizinisch-therapeutische Anwendung des Stahlmagneten, zum Beispiel in der Zahnschmerzbehandlung, über Norddeutschland auch auf dem Festland aus. Dort allerdings in eher unspektakulärer Weise. Es wird in den Arztpraxen mit dem Stahlmagneten experimentiert und die Frage, ob er therapeutisch wirksam ist, scheint wichtiger, als die Frage nach dem Wie seiner Wirkung.

Der Magnetismus zeichnet sich im 18. Jahrhundert zusammen mit dem Elektrizismus als Modewelle in der Medizin ab. Die Beschäftigung in beiden Bereichen ist eher praxisorientiert als theoriebildend.

III.1.7 Psychologiegeschichte – Die Geschichte vom Leib-Seele-Verhältnis

Als eigenständige Disziplin institutionalisiert sich die Psychologie Anfang des 19. Jahrhunderts. Ihre Ursprünge und ihre Ideengeschichte können aber selbstverständlich, genau wie die der anderen Wissenschaften auch, bis zu den Anfängen des wissenschaftlichen Denkens in der Antike zurückverfolgt werden. Die Frage nach der Seele, der Beseeltheit der Natur und ihrer Organismen beschäftigt die philosophische, die christliche und die frühe naturwissenschaftliche Forschung. Interessante Spuren finden sich in den Auseinandersetzungen um die Leib-Seele Problematik und daraus folgenden Ansichten über Erkenntniswege, ethische Anweisungen und seelsorgerische Praktiken.

Erste Quellen zu einer Seelenlehre finden sich im 6. Jahrhundert v.u.Z. bei den so genannten Orphikern, einer griechischen Mysteriengemeinschaft. Ihr Weltbild ist ein dualistisches: Sie nehmen an, dass jedes Lebewesen aus zwei grundsätzlich unterschiedlichen Teilen besteht: Dem sterblichen Körper und der unsterblichen Seele. Die Seele hält man für den Inbegriff aller Lebensfunktionen, Trägerin von Atmung, Bewegung, Empfindung, Denken und so weiter und geht davon aus, dass sie sich vorübergehend (Ekstase) und mit dem Tod endgültig vom Körper löst und immer wieder in einem neuen Körper inkarniert oder auch ein körperloses Dasein führen kann. Dabei wird die jenseitige Welt der Seelen als die bessere eingeschätzt, denn sie enthält die dem irdischen Wissen verborgenen göttlichen Wahrheiten und das Potenzial zu außergewöhnlichen Erkenntnismöglichkeiten wie zum Beispiel das Vorausschauen in die Zukunft.

Die orphische Weltanschauung wirkt auf die griechische Philosophie und die mit ihr verbundenen Welt- und Menschenbilder. Während sich Plato zum Beispiel auch in eine dualistischen Richtung orientiert, entwickelt Aristoteles eine monistische Theorie, in der Leib und Seele eine Einheit bilden. Bis weit über die Renaissance hinaus ist es eines der wichtigsten Anliegen der Gelehrten, die Entstehung und den Aufbau der Welt zu erklären. Es gibt unter ihnen keinen, der sich nicht in der einen oder anderen Weise mit den Fragen nach Einheit oder Getrenntheit von Diesseits und Jenseits und nach der Seele als jenem Anteil des Organismus, der uns während des Daseins begleitet, aber eigentlich der jenseitigen, göttlichen Welt angehört und möglicherweise die Verbindung zwischen beiden herstellt, beschäftigt.

Die jeweiligen Auffassungen vom Leib-Seele Verhältnis wirken sich auf das Verständnis von den Möglichkeiten und Wegen menschlicher Erkenntnisfähigkeit aus. Sie werfen zum Beispiel die Frage auf, ob die Wahrheit überhaupt im irdischen Außen, in der Sinnenwelt, zu finden oder ob sie in den seelischen Anteilen, im Inneren des Menschen, verborgen ist oder gar jenseits der irdischen Welt. Dies wiederum zieht die Frage nach sich, ob der Mensch überhaupt über die Körpersinne Erkenntnisse gewinnen kann oder eher über seinen seelischen Anteil, zum Beispiel mittels Ekstasepraktiken oder durch innerseelische Wege, wie die Introspektion oder über die denkende Seele, den Geist.

Ab dem 5. Jahrhundert bis zur Renaissance, das heißt für etwa ein Jahrtausend, erhebt sich das christliche Welt- und Menschenbild zum scholastischen Leitgedanken. Es ist dualistisch, teilt den von himmlischen Wesen, wie Engeln und Gott bevölkerten Himmel von der Hölle und dessen Herrscher, dem Teufel und den Dämonen. Körper und Seele gelten als voneinander getrennt. Eine Bedeutung wird nur der Seele und ihrem Heil zuteil. Die christliche Forschung ist deduktiv, die Lehre ist dogmatisch, und ihre Botschaft wird missionarisch, geradezu fanatisch, verbreitet. Das Heil der Seele liegt in der Hand Gottes, der Priester ist sein Werkzeug, und der Gläubige kann zu seinem Seelenheil beitragen, indem er den Versuchungen des Teufels widersteht und ein gläubiges, frommes Leben führt. Um die Gläubigen zu unterstützen, bildet die Kirche Seelsorger aus. Die Beichte wird das wesentliche Mittel zur Erlösung von Schuld. Exorzisten widmen sich den vom Teufel oder Dämonen Besessenen.

In Renaissance und Humanismus beginnen sich Seelenkunde und Seelsorge aus der Domäne des Christentums zu lösen. Die Leib-Seele-Thematik wird von den PhilosophInnen und NaturwissenschaftlerInnen unter dem Fokus des vom Aberglauben befreiten, erkenntnisfähigen Individuums weitergeführt.

Langfristig setzt sich der allgemeine Trend zu einer rationalen, mechanistischen Wissenschaft auch im Bereich der Seelenkunde durch. Es sind aber auch immer Bewegungen hin zu Metaphysik und ganzheitlicher Erkenntnis beobachtbar, wie zum Beispiel die des Mystizismus und der Naturphilosophie des 17. Jahrhunderts.

III.1.8 Lebensstil des 18. Jahrhunderts: Die Geschichte der Salonkultur

Die Aufklärung bewirkt in der Schicht des wohlhabenden Bürgertums, welches sich in seinem Selbstverständnis wie auch in seiner Lebensgestaltung dem

Adel immer mehr annähert, ein zunehmendes Selbstbewusstsein und eine gewisse Befreiung aus allzu enger Etikette am Hof. Ohne den Einfluss der aufklärerischen Gedanken wäre beispielsweise die Liebeshochzeit Maria Theresias mit dem machtpolitisch einflusslosen Herzog Franz Stephan von Lothringen unvorstellbar.

Wie alle Endphasen ist auch das ausgehende 18. Jahrhundert reich an kulturellem und geistigem Leben. Dieses drückt sich in der Leidenschaft am geselligen und anspruchsvollen Miteinander aus, dem liebsten Vergnügen des gesamten europäischen Adels, wie auch, diesem nacheifernd, des Bürgertums: Die Salonkultur erfährt ihre höchste Entfaltung, ermöglicht exklusive Begegnungen in intimer und behaglicher Atmosphäre.

Meist sind es angesehene und gebildete Frauen des Adels und des gehobenen Bürgertums, die in einer faszinierenden Mischung von raffinierter Sensibilität und erotischer Intimität die HerrscherInnen und Staatsmänner und -frauen, LiteratInnen, KünstlerInnen und WissenschaftlerInnen zu diesen Treffen einladen und durch eine wohlbedachte Auswahl der Gäste nicht selten Einfluss auf Entwicklungen in Wissenschaft, Kunst und Politik nehmen. Es wird zu häuslichen Festen eingeladen, Musik und Tanz gehören zum Standard der Unterhaltungsprogramme. Ganze Opern werden im privaten Rahmen aufgeführt. Vorbild sind die legendären Feste am französischen Hof zu Zeiten des Sonnenkönigs Ludwig XIV. (1643–1715), dem Meister der Hofkultur.

Bevorzugte Gesprächsthemen sind das Gedankengut der Aufklärung und das aufscheinende naturwissenschaftliche Weltbild. In Frankreich entwickelt sich die Salonkultur in gewisser Komplementarität zur pflichtbezogenen und durchstrukturierten Adelsgesellschaft. Dementsprechend entsteht auch der erste große Salon in Paris und nicht in Versailles. Die Devise ist Diversifikation in der Homogenität, es gibt keinen Einigungszwang, Toleranz und Vorurteilslosigkeit sind garantiert. Eingeladen werden VertreterInnen verschiedener Stände, LiteratInnen und Finanziers, Beamte und Geistliche, WissenschaftlerInnen und KünstlerInnen. Es ist ein Ort, der die Demokratisierung der Gesellschaft nicht unwesentlich vorantreibt.

Die europäische Salonkultur steht nicht nur für Unterhaltung, sondern vor allem auch für den Vorrang des Intellektuellen und für die Neugierde auf alles, was das Gespräch und das Leben bereichern kann. Man ist fasziniert von dem Fremden, dem Exotischen und von den Andersdenkenden und man interessiert sich für die neuesten Erkenntnisse der Naturwissenschaften. Am Hofe, wie im Bürgertum werden technische Kabinette und Naturaliensammlungen eingerichtet, und in den Salons werden die neuen Erkenntnisse in Experiment und Gespräch verfolgt: bereits im Barock finden hier, als Darbietung im Rahmen der Unterhaltungsprogramme, die ersten elektrischen Versuche statt. Erst von dort aus erhalten sie Eingang in die Experimentieranstalten der Gelehrten.

Der Salon ist somit Brutstätte und Ausdruck des Neuen zugleich. Hier wird das neue Ideal vom geistigen Adel gelebt, die neuen Gedanken, Welt- und Menschenbilder diskutiert. In diesem gesellschaftlichen Freiraum, Zentrum intellektueller Auseinandersetzung, wird das neue Lebensgefühl des geistigen Adels gelebt, der unabhängig von der Geburt ist. Der Salonkultur kommt aufgrund dieser egalisierenden Tendenz, einem ihrer wesentlichen Merkmale, neben der kulturhistorischen auch eine sozialgeschichtliche Bedeutung zu.

Der Salon des ausgehenden 18. Jahrhunderts ist somit ein entscheidender Prüfstand für die Tragfähigkeit neuer Ideen und eine ernst zu nehmende Institution, in der sich die ParadigmaanwärterInnen tummeln und ihre Artikulationen vorstellen. In Frankreich wird es besonders deutlich, es gilt aber für den ganzen europäischen Kulturkreis: Die Salons stellen einen wichtigen gesellschaftlichen Mikrokosmos dar, von dem aus die Impulse der ParadigmaanwärterInnen in die Gesellschaft getragen werden.

III.2 Biografie Franz Anton Mesmers

Dieses Kapitel ergänzt die Daten aus dem ideen- und wissenschaftsgeschichtlichen Kontext, in den Franz Anton Mesmer hineingeboren wird, durch dessen biografische Daten und Sozialisierung, seine Theorie und Praxis, seine Auseinandersetzung mit Fachkollegen und die Wirkungen seines Animalischen Magnetismus. Wie in Unterkapitel I.2 (Ziele und Grenzen) erläutert, beziehe ich mich hinsichtlich der Biografie vor allem auf Mesmers Studien- und Erfolgsjahre in Deutschland und Österreich bis zur Emigration nach Frankreich, da diese Zeit exemplarisch für sein Leben, sein Gesamtwerk und die Themenstellung gesehen werden kann.

Dieser Zeitabschnitt wiederum wird verhältnismäßig ausführlich dargestellt, insbesondere in den Unterkapiteln III.2.1 (Kindheit und Studienjahre) und III.2.2 (Praxisjahre), da Mesmer nicht gerade zu den bekanntesten Persönlichkeiten der heutigen Geschichtsschreibung gehört. Diese Datensammlung wird auch erste Hinweise auf seinen Kontext und seine ideengeschichtliche Einordnung[11] geben, die im Schlussteil dieser Untersuchung (Kapitel IV Antworten) aufgegriffen und ausgewertet werden.

Während ich bei den Schriften, die Theorie und Praxis des Animalischen Magnetismus vorstellen, auf Originaltexte Franz Anton Mesmers zugreifen konnte, sind die Angaben zu Lebenslauf und Praxis überwiegend seinen wichtigsten Biografien[12] entnommen, da Mesmer kaum private Selbstzeugnisse hinterlassen hat[13].

III.2.1 Kindheit und Studienjahre

Franz Anton Mesmer wird am 23.5.1734 in Iznang am Bodensee als dritter Sohn einer, den Meersburger Fürsten in dritter Generation dienenden,

---

[11] Als besonders hilfreich haben sich hier erwiesen: Blankenburg, Martin: F. A. Mesmer – Aufklärer und Citoyen (In: Schott, Heinz [Hrsg.]: Franz Anton Mesmer und die Geschichte des Mesmerismus. Stuttgart 1985, S. 68–87) (im Folgenden zitiert als „Blankenburg 1985")/ Ego 1991/Florey, Ernst: Franz Anton Mesmer und die Geschichte des Animalischen Magnetismus (In: Rheinberger, Hans-Jörg/Weingarten, Michael [Hrsg.]: Jahrbuch für Geschichte und Theorie der Biologie Bd. 2, Berlin 1995, S. 89–132) (im Folgenden zitiert als „Florey 1995")/Kupsch, Wolfgang: Bemerkungen zur wissenschaftlichen Einordnung F. A. Mesmers (In: Schott, Heinz [Hrsg.]: Franz Anton Mesmer und die Geschichte des Mesmerismus. Stuttgart 1985, S. 44–50) (im Folgenden zitiert als „Kupsch 1985")/Schott, Heinz: Franz Anton Mesmer zum 250. Geburtstag (In: Zeitschrift für Parapsychologie und Grenzgebiete der Psychologie. Jg. 26, Nr. 1/2/3/4. Freiburg 1984, S. 110–116) (im Folgenden zitiert als „Schott 1984").

[12] Die hier verwendeten sind: Bittel, Karl/Tischner, Rudolf: Mesmer und sein Problem. Stuttgart 1941 (im Folgenden zitiert als „Tischner 1941")/Bittel, Karl: Das Leben F. A. Mesmers. Stuttgart 1941 (In: Bittel, Karl/Tischner, Rudolf: Mesmer und sein Problem. Stuttgart 1941) (im Folgenden zitiert als „Bittel 1941")/Tischner, Rudolf: Franz Anton Mesmer – Leben Werk und Wirkungen. München 1928 (In: Münchener Beiträge zur Geschichte und Literatur der Naturwissenschaften und Medizin, Heft 9/10, 1928) (im Folgenden zitiert als „Tischner 1928)/Schneider, Emil: Der animalische Magnetismus, seine Geschichte und seine Beziehungen zur Heilkunst. Zürich 1950 (im Folgenden zitiert als: „Schneider 1950")/Schürer-Waldheim, Fritz: Anton Mesmer. Wien 1930 (im Folgenden zitiert als: „Schürer 1930")/ Tischner, Rudolf: Franz Anton Mesmer – Leben, Werk und Wirkungen. München 1928 (In: Münchener Beiträge zur Geschichte und Literatur der Naturwissenschaften und Medizin, Heft 9/10, 1928) (im Folgenden zitiert als „Tischner 1928")/Wohleb, Joseph Ludolph: Franz Anton Mesmer. Biographischer Sachstandsbericht (In: Zeitschrift für die Geschichte des Oberrheins, Neue Folge 53, 1940, S. 33–130 [innerhalb der Gesamtreihe: Bd. 92]) (im Folgenden zitiert als: „Wohleb 1940").

[13] Ego 1991, S. II

Handwerker- und Försterfamilie geboren. Durch die Förderung des Dorfpfarrers erhält der Schüler der Dorfschule ab dem achten Lebensjahr zusätzlichen Latein- und Musikunterricht in einem Kloster. Weitere Förderungen ermöglichen ihm von 1746 bis 1750 den Besuch des Jesuitenklosters in Konstanz und anschließende Studienjahre in den Fächern Theologie und Philosophie an den Jesuitenhochburgen der Universitäten Dillingen (1750–1755) und Ingolstadt (1755–1759). Letztere war für ihre Kritikbereitschaft bekannt: „Schon 1752 waren dort auf höchsten Befehl des Kurfürsten ketzerische, das heißt akatholische Bücher erlaubt, und erbittert kämpfte jesuitische Scholastik mit rationalistischer Aufklärung."[14] Es ist anzunehmen, dass Mesmer das Ingolstädter Studium mit der Erlangung des Dr. phil. abschließt.[15] Ab 1759 studiert er an der Medizinischen Fakultät der Universität in Wien, die für ihre empirisch-klinische Ausrichtung bekannt war[16] und schließt 1766 mit der Dissertation „De planetarum influxu" ab, für die er den Titel des Dr. med. erlangt. Mesmer bleibt in Wien und wird 1767 Mitglied der medizinischen Fakultät.

Mit dem Wechsel zur Ingolstädter Universität kommt Mesmer in Kontakt mit aufklärerischen Ideen, die zu dieser Zeit an fast allen deutschen Universitäten erste Beachtung fanden, insbesondere durch die rationalistische Philosophie Christian Wolffs (1679–1754), dem Leibnizianer und führenden Philosophen der deutschen Aufklärung.[17] Weiteren Einfluss erfährt Mesmer durch seine Lehrer in Wien, die Anhänger von Hermann Boerhaaves (1668–1738) „Iatromechanismus" sind, einer Umsetzung des cartesianischen Mechanismus in die Physiologie, der chemische oder physikalische Mechanismen zur Erklärung von Lebensvorgängen dienen.[18] Er lernt verschiedenste Theorien und Konzepte kennen,[19] denn in der Medizin seiner Zeit herrscht keine einheitliche Ausrichtung, sondern eine Vielfalt an Lehrmeinungen. Eine Vielzahl dieser

---

[14] Tischner 1941, S. 24
[15] vgl. Florey 1995, S. 91
[16] vgl. Schott 1984, S. 111
[17] vgl. Ego 1991, S. 27
[18] vgl. Leibbrand, Werner: Romantische Medizin. Hamburg und Leipzig 1937 (im Folgenden zitiert als „Leibbrand 1937"), S. 32ff
[19] Wie zum Beispiel das zu dieser Zeit bereits in die Medizin eingeführte Modell der „Maschine" für den menschlichen Organismus, die Elektrizitätsforschungen, die beginnenden nervenphysiologischen Forschungen, die Übertragung der Newtonschen Gravitationstheorie auf die klinische Medizin. (vgl. Ego 1991, S. 28 und S. 341, Anm. 158 + 162)

Lehrmeinungen, die ihrerseits aus Versatzstücken verschiedener Theorien zusammengesetzt sind, spiegeln sich auch in seiner Dissertation wider.[20]

In seinen Studienjahren begegnet Mesmer also nicht nur verschiedenen Disziplinen und Theorien, sondern auch verschiedenen Ideologien, vom extremen Jesuitismus in Dillingen bis zum extremen Antijesuitismus in Wien.[21]

III.2.2 Praxisjahre

Am 10.1.1768 heiratet Mesmer Maria Anna von Bosch, die vermögende Witwe, ihre Mitgift beträgt 30 000 Gulden, des kaiserlichen Hofkammerrates von Bosch. In ihrem Haus, das sie mit in die Ehe bringt, errichtet er seine Praxis, „die offenbar die Ausmaße einer Privatklinik annimmt."[22]

Obwohl die Magnetopathie bereits in den 60er Jahren des 18. Jahrhunderts eine Renaissance erfährt, kommt der Einsatz von Magneten in Mesmers Praxis erst 1774 auf explizite Nachfrage eines Klienten zustande, der eine Behandlung mit künstlich hergestellten Stahlmagneten gegen seine Magenkrämpfe wünscht.[23] Da diese Behandlung erfolgreich verläuft, wendet Mesmer diese Magnete an einer weiteren Patientin, der Jungfer Oesterlin, an, die bereits zwei Jahre an scheinbar unheilbaren Krämpfen am ganzen Leib litt.[24]

1. Behandlungsbeispiel

Mesmers Bericht über die Heilung der Jungfer Oesterlin, vom 28.7.1774

Als meine Patientin im Monat Juli einen neuen Anfall bekam, band ich ihr zwei gebogene Magnete an die Füße und hing ihr einen herzförmigen an die Brust. Plötzlich erhob sich ein heißer zerreißender Schmerz von den Füßen an, strömte aufwärts, hinterließ durchgehend bei jedem Gelenk ein Brennen gleich einer glühenden Kohle. Dieser fremde Auftritt erweckte bei der Kranken und den Umstehenden Schrecken! Ich nötigte die Kranke die Magnete zu behalten und legte noch mehrere an den unteren Teilen an. Sie bemerkte hierauf, dass der magnetische Strom die Schmerzen, welche in den oberen Teilen zugenommen hatten, mit Gewalt herab riss. Dieses Hin- und Herreißen dauerte die ganze Nacht und brachte an der ganzen Seite, welche in einem vorigen Anfall lahm war, einen häufigen Schweiß hervor, auf welchen sich die Schmerzen samt

---

[20] vgl. Ego 1991, S. 28
[21] ebd. S. 341, Anm. 157
[22] ebd. S. 34
[23] vgl. Bittel 1941, S. 34
[24] ebd. S. 35

allen Zufällen nach und nach verloren. Sie wurde auf alle Magnete unempfindlich und von diesem Anfall geheilt ... Ich riet ihr, beständig einige Magnete an sich zu tragen, worauf sie sich gar bald erholte und sie befindet sich seither ganz gesund.[25]

Durch Presseberichte und Mesmers „Schreiben über die Magnetkur" wird die Kunde der Heilerfolge vom „Wunderdoktor" sehr schnell bekannt. Quasi über Nacht avanciert er zum berühmten Spezialisten für Magnetkuren. Mesmer begibt sich 1775 und 1776 auf Reisen zum Beispiel nach Bayern, Schwaben, in die Slowakei und in die Schweiz, um seine Heilmethode anzuwenden und vorzuführen.[26] Die PatientInnen kommen von weit her zu ihm, Wohlhabende rufen ihn zu sich, wie zum Beispiel der nervenkranke Baron de Horka aus der damaligen Slowakei.

Von diesem Aufenthalt stammt das zweite Behandlungsbeispiel, welches zugleich einen guten Eindruck von typischen Szenarien der Magnetkuren vermittelt.

2. Behandlungsbeispiel

Bericht des Hauslehrers Seyfert von der Magnetkur
im Hause des Barons de Horka, im Juli 1775

Mesmer kam im Juli 1775 auf Schloss Rohow an, ausgerüstet mit verschiedentlich gestalteten künstlichen Magneten und einer Elektrisiermaschine (...). Mesmer heilte unter anderem einen Großbauern, dessen rechte Hand gelähmt war: Mesmer berührte ihn öfter, legte unter einen seiner Füße einen Magnet, hieß ihn sich an andere bereits Magnetisierte, von Zeit zu Zeit einen Kreis bildende und sich wechselseitig bei den Händen haltende, anschließen. Schon am ersten Tag war dieser Gelähmte imstande, die rechte Hand beinahe bis an die Stirne zu bringen, ließ sich fleißig magnetisieren und befand sich täglich besser. Oder bei einem Brustkranken: Mesmer zeigte eine Weile in einiger Entfernung mit dem Finger auf seine Brust, der Kranke hat in kurzer Zeit nach einer starken Konvulsion in Gegenwart sehr vieler Menschen eine Menge Materie ausgeworfen. Solche Einwirkung habe er auch mit seinem Zeigefinger durch eine zweieinhalb Fuß dicke Mauer erzielt. Die magnetische Kraftwirkung bewirkte er auch mittels Musik und Gesang, durch einen Spiegel sei die Wirkung fortgepflanzt worden. Kurios klingt ebenfalls die Heilungsgeschichte des Barons selber: wobei Mesmer mit seinem entblößten Fuß in einem Wasserzuber gestanden habe (Einfügung J.G.), *jenen*

---

[25] ebd. S. 35f
[26] vgl. Tischner 1928, S. 26ff

abwechselnd an der Hand und am Fuße berührend, wobei sich heftige Anfälle gezeigt hätten.[27]

Auch auf Mesmers therapeutische Verwendung der Glasharmonika soll hingewiesen werden. Seine Kenntnis von diesem ungewöhnlichen Instrument – er war zu seiner Zeit der einzige, der in ganz Wien eines besitzt – geht vermutlich auf die Schriften des Jesuiten Athanasius Kircher zurück, in denen er die Glasharmonika beschreibt.[28] Dieses Instrument wurde von Benjamin Franklin bis zu dem Stadium weiterentwickelt, in dem Mesmer es meisterhaft zu beherrschen lernt. Die Klänge werden erzeugt, indem der Spieler mit nassen Fingerspitzen die Ränder verschieden großer Glasschalen reibt, die sich, ineinander gesteckt, auf einer Walze drehen. Die Musik nutzt Mesmer auch als Verstärker[29] der magnetischen Wirkungen während der therapeutischen Sitzungen: Das Spiel auf der Glasharmonika löst heftige Gefühlswirkungen bei den Magnetisierten aus, wie folgende Pressemitteilung drastisch schildert:

3. Behandlungsbeispiel

Zürcher Freitagszeitung aus dem Jahre 1784

Man sieht die gewaltsamen unwillkürlichen Verdrehungen der Glieder, halbe Erstickungen, Auftreibung des Leibes, verwirrte Blicke. Einer stößt hier das durchdringendste Geschrei aus; dort will einer vor Lachen bersten; da zerfließt ein anderer in Tränen. Unter manchen entstehen geheime Sympathien; sie suchen sich auf, werfen sich einander in die Arme, bezeugen sich die lebhafteste Zuneigung und suchen sich gegenseitig den Zustand zu versüßen. Das geringste Geräusch verursacht neue Erschütterungen, und jede Veränderung des Tones oder Taktes der Musik zeigt die sichtbarsten Einflüsse auf die Kranken.[30]

Die Jahre des Erfolges bleiben nicht ungetrübt. Auseinandersetzungen, insbesondere mit Kollegen, auf welche im Unterkapitel III.3.7 (Begegnungen und fachliche Auseinandersetzungen) eingegangen wird, bewirken, dass Mesmer am 22.1.1778, ausgestattet mit einem Empfehlungsschreiben des Ministers für Auswärtige Angelegenheiten Wien verlässt und sich für die nächsten Jahre vor allem in Paris niederlässt. Auch hier erhält er für seine Behandlungen enor-

---

[27] zitiert nach Bittel 1941, S. 46f
[28] vgl. Florey 1995, S. 99
[29] a.a.O.
[30] zitiert nach Ziemann, Johannes: Mesmer und die Musik (In: Medizinischer Monatsspiegel MERCK, o.O. 1970, S. 108–113) (im Folgenden zitiert als „Ziemann 1970"), S. 111

me öffentliche Anerkennung. Der Andrang der KlientInnen ist so groß,[31] dass extra angeheuerte Gardisten den Verkehr regeln müssen[32] und Mesmer sich eine Methode ausdenkt, die Gruppenbehandlungen ermöglicht: Der Baquet, ein magnetisierter Wasserzuber. Um diesen herum bilden die KlientInnen eine magnetische Kette, indem sie sich bei den Händen fassen, während sie von Mesmer magnetisiert werden. In die Krise gefallen, werden sie aus dem Kreis genommen und in einem „Krisenzimmer" untergebracht, in dem ein abschließendes Gespräch mit ihnen geführt wird.[33]

Die wissenschaftliche Anerkennung bleibt Mesmer auch in Frankreich versagt. Seine Situation ähnelt der in Deutschland. Sein Animalischer Magnetismus löst bei den einen – überwiegend aus dem Kreis derer, die in die Behandlungen kommen – Begeisterung und bei den anderen – überwiegend aus dem Kreis der Fachkollegen – Ablehnung bis hin zu Vorwürfen der Scharlatanerie und des Betruges aus.

1794 zieht sich Mesmer von der Öffentlichkeit zurück, verlegt seinen Lebensmittelpunkt zunächst in die Schweiz und zieht im Jahr 1814 zu Verwandten nach Meersburg, wo er am 5.3.1815 stirbt.

III.2.3 Sozialisierung

Wie schon deutlich wurde, stammt Mesmer aus einfachen Verhältnissen und erhält den Zugang zum Studium durch verschiedene öffentliche Förderungen. Seine Heirat kann als „gute Partie" bezeichnet werden. Sie ermöglicht ihm nicht nur die Einrichtung großzügiger Behandlungsräume, sondern etabliert ihn auch als Person der gehobenen Kreise. Er unterhält freundschaftliche, gesellschaftliche, gelehrte und künstlerische Beziehungen. Sein Haus ist ein Ort der Kunst und Musik. Briefe zeugen von einer intensiven Freundschaft mit Vater und Sohn Mozart. So ist zum Beispiel „Bastien und Bastienne" als Auftragswerk für Mesmers Gartentheater entstanden und dort 1768 uraufgeführt worden.[34]

---

[31] Besucherberichten zufolge sollen sich nie weniger als 200 Personen gleichzeitig in der Praxis aufgehalten haben. (vgl. Bischof 2004, S. 83)
[32] vgl. Florey 1995, S. 101
[33] a.a.O.
[34] vgl. Tischner 1928, S. 26

III.3 Theorien, Konzepte und wissenschaftliche Auseinandersetzungen

III.3.1 De planetarum influxu in corpus humanum[35] – Mesmers Konzept von der „gravitas animalis"

Seine Dissertation „De planetarum influxu" legt Mesmer am 27.05.1766 an der Medizinischen Fakultät Wien vor. Sie stellt eine Kosmologie dar, die dem Einfluss der Planeten untereinander und insbesondere der Sonne und dem Mond auf die Erde und den menschlichen Körper, eine bedeutende Rolle zuweist. Der menschliche Körper wird dabei als Mikrokosmos verstanden, der in einem wechselseitigen Kräfteverhältnis mit allen anderen Körpern des Makrokosmos steht. Mesmer deutet die Bewegungen der einzelnen Organismen als Folge der Anziehungskräfte, vergleichbar mit Ebbe und Flut oder Naturkatastrophen wie Vulkanausbrüche und Erdbeben. Dieselbe Kraft, welche die Gezeiten bewirkt, „könne auch im menschlichen Körper eine Flut bewirken, indem sie die Körpersäfte in die Höhe, zum Kopf, treibe."[36] Mesmer prägt für diesen Zusammenhang den Begriff „gravitas animalis", der weniger eine Analogie zum newtonschen Gravitationsbegriff darstellt, sondern eher als Bezeichnung für einen grundlegenden Krafttypus zu verstehen ist, „durch den alles bewegt wird, sowohl die *fabrica mundi* als auch die *fabrica animalis.*"[37] Anneliese Ego erkennt in Mesmers Argumentation einen Zirkelschluss: „Er führt das, was es zu beweisen gilt als Begründung an: Jene, durch einen äußerst subtilen Stoff vermittelte Kraft sei die Grundlage aller körperlichen Eigenschaften und Ursache bestimmter physiologischer Vorgänge."[38] Es sind überwiegend Anfallskrankheiten, wie zum Beispiel periodische Epilepsie, Hysterie, Hypochondrie, Krämpfe, Tobsucht, Mondsucht, das Verhalten von Schmerzen und Geschwüren in den Mondphasen, Epidemien oder Unruhe in der Nervenflüssigkeit, die Mesmer mit dieser direkten Kraftwirkung in Zusammenhang stellt.[39]

Die Übertragung der Einflüsse, erklärt Mesmer, geschieht mittels eines äußerst feinen, letztlich aber materiellen Lichtstoffs (materia luminosa), der das ganze Universum und damit auch alle Organismen durchdringt. Er nennt ihn auch physikalisches Fluidum, anorganische Kraft, oder ganz einfach Strah-

---

[35] Mesmer, Franz Anton: Dissertatio Physico – Medica De Planetarum Influxu. Wien 1766.
[36] vgl. Ego 1991, S. 31
[37] ebd. S. 29
[38] ebd. S. 30
[39] vgl. Bittel 1941, S. 18

lung. Nach seinem Verständnis beeinflusst dieser Lichtstoff den Gesundheitszustand des Menschen durch dessen unmittelbare Einwirkung auf das gesamte Nervensystem, das Sensorium, und sogar auf die Nervenflüssigkeit selbst.[40]

III.3.2 Erstes Schreiben an einen auswärtigen Arzt[41,42] – Mesmers Konzept vom „magnetismus animalis"

Mesmers erstes „Schreiben über die Magnetkur" datiert vom 5.1.1775. Das Schreiben kann als Verteidigungsschrift bezeichnet werden. Es ist an den Kollegen Johann Christoph Unzer adressiert und an verschiedene wissenschaftliche Akademien verschickt worden.[43] Mit den Informationen über die Inhalte der Magnetkur soll es „(...) irrige Nachrichten, welche in einigen Zeitungsblättern von der Magnetkur zu lesen sind, auf den echten Grad der Wahrheit bringen."[44]

In dieser Schrift stellt Mesmer, nach dem Bekanntwerden seiner ersten Heilerfolge, seine Theorie des „magnetismus animalis" vor. Er gibt eine Zusammenfassung seiner Beobachtungen während der von ihm durchgeführten Magnetkuren, zieht einige Schlussfolgerungen aus diesen Beobachtungen, vergleicht diese mit seinem früheren Konzept der „gravitas animalis" und verweist auf eine zukünftige, umfangreichere Ausarbeitung seiner Theorie.

Den in dieser Schrift eingeführten Begriff magnetismus animalis leitet er aus seiner Dissertation her, indem er ihn rückwirkend mit dem dort entwickelten Begriff gravitas animalis vergleicht[45] und diesen jetzt als eine Wirkung des magnetismus animalis auslegt. Während er die gravitas animalis in seiner Dissertation als Kraft beschrieb, die auf Körper einwirkt, betont er beim magnetismus animalis, dass es sich um eine Eigenschaft des animalischen Körpers handelt. Hier deutet sich eine Umorientierung des Fokus vom mineralischen

---

[40] vgl. ebd. S. 18
[41] Mesmer, Franz Anton: Schreiben über die Magnetkur, o.O. 1776, datiert vom 5.1.1775 (im Folgenden zitiert als „Mesmer 1775").
[42] Mesmer, Franz Anton: Erstes Schreiben an einen auswärtigen Arzt. o.O. 1776, datiert vom 5.1.1775 (In: Mesmer 1776, S. 3–11) (im Folgenden zitiert als: „Mesmer 75–1").
[43] vgl. Ego 1991, S. 35
[44] Mesmer 75–1, S. 3
[45] „Diese Eigenschaft des animalischen Körpers, vermöge welcher derselbe auf die Universalattraktion empfindlich ist, nannte ich *gravitatem* oder *magnetismum animalem*." (Mesmer 75–1, S. 4)

zum animalischen Ursprung der von ihm untersuchten Phänomene an. Mesmer beschreibt, dass bereits durch bloße Manipulation, wie Handauflegen und Bestreichen der Körperoberfläche („Striche", „Passes"), dieselben therapeutischen Effekte erzielt werden können, wie mit den Stahlmagneten selbst. Weiter erklärt er, dass es möglich sei, die verschiedensten Materialien zu magnetisieren, wie zum Beispiel Papier, Brot, Wolle, Seide, Leder, Stein, Glas, Wasser, verschiedene Metalle, Holz, Hunde, Menschen, einfach nur, indem er sie magnetisch berührt und dass auch diese dieselben Wirkungen bei den Kranken hervorbringen.[46] Weiter beschreibt er die Wirkung des Magnetismus auf Entfernung und sogar durch eine Mauer hindurch.[47]

Mesmer schreibt dem Stahlmagneten jetzt explizit keine spezifische Wirkung mehr zu.[48] Vielmehr vergleicht er die magnetische Materie mit der elektrischen. Er beschreibt auch, dass er magnetische Materie in Flaschen gefüllt hat „wie man solches bei der Elektrik zu tun pflegt"[49] und schildert seine Beobachtung, dass die Kraft sich durch andere Körper fortpflanzen kann, dass KlientInnen mitunter „ordentlich und geschwind aufeinander folgende schmerzliche Schläge, gleich den elektrischen ... empfanden"[50] und dass die Wirkung des Magnetismus auf verschiedene Menschen unterschiedlich stark ist, dass manche sogar überhaupt nicht auf ihn reagieren und dadurch unter anderem seine Weiterleitung unterbrechen.[51]

Er erklärt auch, dass der Magnetismus, der natürliche ebenso wie der künstliche, jederzeit auf uns einwirkt, dass er aber nur dann und nur in den Körperteilen wahrgenommen wird, „in welchen die Harmonie gestört ist."[52]

---

[46] vgl. Bittel 1941, S. 38f
[47] a.a.O.
[48] „*Nach den Grundsätzen meiner Theorie, nach den gemachten Beobachtungen und Versuchen, schreibe ich dem Magnet eben keine spezifische Kraft auf die Nerven zu; ich bin der Meinung seine Wirkung bestehe bloß darin, dass er wegen seiner unbegreiflichen Subtilität und wegen seines fluido nerveo, womit er das Innerste durchströmt, nach der Stärke und Menge und nach den Teilen, wo er angebracht wird, eine ähnliche künstliche Ebbe und Flut verursache* wie die Anziehungskraft (Einfügung J.G.), *und die ungleiche Austeilung und dispensation des fluidi nervei und dessen verwirrte Bewegung durch seinen gleichförmigen Strom wieder herstelle und denjenigen Zustand hervorbringe, den ich die Harmonie der Nerven nenne.* (Mesmer 75-1, S. 10f)
[49] ebd. S. 8
[50] ebd. S. 8f
[51] vgl. Mesmer 75-1, S. 9
[52] ebd. S. 11

Dies folgert er aus den Beobachtungen seiner ersten Behandlung und Heilung einer Patientin. Diese reagierte zu Beginn der Behandlung sehr heftig auf die Magneten, beziehungsweise auf den ihr, von Mesmer selbst beigebrachten Magnetismus. Im weiteren Heilungsverlauf verliefen die Attacken wesentlich gelinder, bis sich schließlich eine Unempfindlichkeit einstellte.[53]

III.3.3 Zweites Schreiben an das Publikum[54]

Diese Schrift datiert vom 19.1.1775. Sie enthält zwar fachlich keine neuen Aussagen, ist aber insofern interessant, als sie einen Einblick in Mesmers Rechtfertigungssituation gegenüber der skeptischen Fachwelt gibt. Er drückt hier zum Beispiel deutlich seine Überraschung und Enttäuschung über Maximilian Hells[55] Distanzierung vom Animalischen Magnetismus aus und beteuert wiederholt seine Aufrichtigkeit, die ihm von diesem und anderen Kollegen abgesprochen wird.[56]

III.3.4 Drittes Schreiben an die Fr ***[57,58]

Dieses Schreiben datiert vom 10.5.1775 und handelt von der theoretischen und verfahrenstechnischen Weiterentwicklung des Heilmagnetismus. Mesmer beschreibt, wie er jetzt das magnetische Verfahren mitunter mit der „Elektrik" kombiniert, durch die sich auch bei „unmagnetischen Subjekten" die gewünschte Sensibilität für den Magnetismus einstellt.[59] Dem folgen methodische Hinweise zur Anwendung der Magnetkuren in Form von Leitsätzen, die

---

[53] vgl. ebd. S. 7
[54] Mesmer, Franz Anton: Zweites Schreiben an das Publikum. o.O. 1776, datiert vom 19.1.1775 (In: Mesmer, Franz Anton: Schreiben über die Magnetkur, o.O. 1776, S. 12–18) (im Folgenden zitiert als „Mesmer 75-2").
[55] Zur Auseinandersetzung mit Maximilian Hell siehe Kapitel III.3.7.2 (Auseinandersetzungen mit Fachkollegen und wissenschaftlichen Kommissionen).
[56] „Mag doch Herr H. von meinen Entdeckungen und Versuchen denken, was er will! Ich kann für die Wahrheit derselben mit (...) Aufrichtigkeit und Rechtschaffenheit (...) sichere Bürgschaft leisten (...)." (Mesmer 75-2, S. 15f)
[57] Mesmer, Franz Anton: Drittes Schreiben an die Fr ***, o.O. 1776, datiert vom 10.5.1775 (In: Mesmer, Franz Anton: Schreiben über die Magnetkur, o.O. 1776, S. 19–30).
[58] „Fr ***" bedeutet vermutlich „Frankfurter". (vgl. Ego 1991, S. 346, Anm. 195)
[59] vgl. Ego 1991, S. 38

auch für die später ohne Verwendung des Magneten durchgeführten Kuren ihre Gültigkeit behalten.[60]

III.3.5 Abhandlung über die Entdeckung des thierischen Magnetismus[61]

Diese Schrift verfasst Mesmer vermutlich Anfang 1778, unmittelbar nach seiner Ankunft in Paris, in französischer Sprache. 1781 erscheint sie auch in deutscher Übersetzung. Wie alle anderen Schriften ist sie nicht sehr umfangreich. Sie ist ein „neuer Versuch für den Sieg der Wahrheit,"[62] richtet sich an die französische Öffentlichkeit und insbesondere an Gelehrte, um sie mit dem Animalischen Magnetismus bekannt zu machen.[63] Im ersten Teil fasst Mesmer dafür nochmals die Ereignisse zusammen, die zur Entdeckung des Animalischen Magnetismus führten und formuliert 27 knapp gehaltene Sätze zu seiner Theorie und dem Wirkprinzip des Animalischen Magnetismus. Auch in dieser Schrift finden sich eigentlich keine neuen Aussagen, sie ist aber eine gute Zusammenfassung seiner theoretischen Erkenntnisse und praktischen Erfahrungen aus der Wiener Zeit und gibt einen guten Einblick in die Art und Weise, wie Mesmer seine Entdeckung zu diesem Zeitpunkt darstellt.

III.3.6 Mesmers Konzept von Gesundheit, Krankheit und dem Heilungsprozess

Für Mesmer gibt es ein allgemeines Heilmittel:
– den Animalischen Magnetismus
und eine allgemeine Krankheitsursache:
– den gestörten Fluss des Fluidums (= gestörte Harmonie), welcher durch Stockung oder Stauung der Körpersäfte und die sich daran anschließende Verkrampfung der Muskeln hervorgebracht wird.

---

[60] a.a.O.
[61] Mesmer, Franz Anton: Abhandlung über die Entdeckung des thierischen Magnetismus. Karlsruhe 1781. Verwendet wurde der unveränderte Nachdruck der Erstausgabe, Tübingen 1985 (im Folgenden zitiert als „Mesmer 1781").
[62] ebd. vgl. S. 46
[63] vgl. Bittel 1941, S. 90f

In seinem Konzept von Gesundheit, Krankheit und Heilungsprozess finden sich vier zentrale Begriffe:
- der Animalische Magnetismus,
- die Harmonie,
- der Rapport und
- die Krise.

Den Animalischen Magnetismus versteht Mesmer als das Lebensprinzip schlechthin und weist ihm eine, für die menschliche Gesundheit und Krankheit entscheidende Rolle zu. Er ist überzeugt davon, dass der Animalische Magnetismus die gestörte Harmonie wieder in ihren natürlichen Zustand versetzen kann.[64] Diese Harmonie bezieht er auf den Fluss des Fluidums durch den Organismus, der beim gesunden Menschen in rechter Schwingung und beim Kranken in Dissonanz ist. Ist die Harmonie gestört, stellt der Therapeut den Rapport her, womit eine Art Einstimmung mit dem Patienten, der Patientin gemeint ist, und überträgt Fluidum über das Nervensystem[65] auf deren Organismus. Den Vorgang dieses Energietransfers nennt er „Magnetisieren". Krisen sind für Mesmer Manifestationen latent vorhandener Krankheiten. Die durch die Magnetisierung ausgelöste Krise kann, anders als die spontan auftretende, von der oder dem Behandelnden, gesteuert werden. Die Krisen regen den Selbstheilungsprozess an, beschleunigen ihn und bewirken damit letztlich die Wiederherstellung der Harmonie.[66,67] Im Verlauf der Behandlung werden sie immer schwächer und verebben bei Vollendung der Heilung ganz.

III.3.7 Begegnungen und fachliche Auseinandersetzungen

In diesem Unterkapitel folgt die Beschreibung von Begegnungen mit zeitgenössischen Kollegen und wissenschaftlichen Kommissionen und der fachlichen Auseinandersetzung mit Praxis und Lehre des Animalischen Magnetis-

---

[64] vgl. ebd. S. 11
[65] vgl. Mesmer 1781, S. 3
[66] Schott, Heinz: Die „Strahlen" des Unbewussten – von Mesmer zu Freud (In: Freiburger Universitätsblätter, Heft 93, Oktober 1986, 25. Jg., Freiburg 1986, S. 35–54) (im Folgenden zitiert als „Schott 1986"), vgl. S. 41
[67] Mesmer, Franz Anton: Mesmerismus. Oder System der Wechselwirkungen, Theorien und Anwendungen des thierischen Magnetismus als allgemeine Heilkunde zur Erhaltung des Menschen. (Hrsg.: Christian Wolfart) Berlin 1814 (im Folgenden zitiert als „Mesmer 1814"), vgl. S. 117

mus. Der erste Abschnitt widmet sich Mesmers Begegnung mit dem ihm in mancher Hinsicht nahe stehenden Priester und mit großem Erfolg praktizierenden Exorzisten Johann Joseph Gassner, der zweite Abschnitt mit seinen Auseinandersetzungen mit Fachkollegen und wissenschaftlichen Kommissionen.

III.3.7.1 Auseinandersetzung mit dem Exorzisten Johann Joseph Gassner

Zwischen den Sommern 1774 und 1775, also zeitgleich mit Mesmers Bekanntwerden als Magnetiseur und Wunderheiler, erregt in weiten Teilen der deutschsprachigen Länder ein später Exorzismusboom großes Aufsehen, den der Pfarrer Johann Joseph Gassner[68] auslöst. Er soll mit der Erlaubnis des Bischofs von Regensburg während eines siebenmonatigen Aufenthaltes in Ellwangen um die 20 000 Patienten behandelt haben, was nicht weniger als 100 Personen pro Tag bedeutet.[69]

4. Behandlungsbeispiel
Gassner in Ellwangen

Einer Ellwanger Patientin gab Gassner zunächst den Unterricht, dass, wenn sie merkt, dass der Verstand ihr entgehen wolle, sie eilfertig sein müsse mit der Gegenhilfe. Um sie nun hierin zu prüfen, sagte Hr. Gassner: Gleich soll sie den Verstand verlieren. Sie kniete da wie sinnlos, bewegte den Kopf hin und her, da sie sich aber auf Zurufen selbst wieder herstellte, wurde ihr vorgehalten, warum sie so saumseelig gewesen

---

[68] Der 1727 im Vorarlberg geborene Priester Johann Joseph Gassner leidet 1752 an heftigen Kopfschmerzen, Schwindelanfällen, Magen- und Brustbeschwerden und ohnmachtsähnlichen Zuständen, die sich immer dann verschlimmern, wenn er beginnt die Messe zu zelebrieren oder die Beichte zu hören. Aufgrund dieser aus ärztlicher Sicht ausweglosen Erkrankung besann er sich des Exorzismus und begann nach den traditionellen Regeln den heiligen Namen Jesu anzurufen und dem Teufel zu befehlen, von ihm zu weichen. Diese Anrufungen und Befehle wiederholte er und sein Gesundheitszustand besserte sich in der Folge bis zur völligen Wiederherstellung. Durch die gelungene Selbstheilung von seinen Fähigkeiten überzeugt, beginnt er, das Verfahren auch bei anderen Kranken einzusetzen. Nachdem er im Frühjahr 1774 die Gräfin Maria Bernhardina von Wolfegg heilt, beginnt seine große Karriere als Exorzist. Im Anschluss an ein von Mesmer erstelltes Gutachten werden Gassner die Teufelsbeschwörungen im November 1775 verboten. Er wird zum Pfarrer eines abgeschiedenen Dorfes ernannt, sein Ruhm schwindet und er stirbt fast unbemerkt im Jahre 1779. (vgl. Tischner 1928, S. 28 und Ellenberger 1996)

[69] vgl. Meißner, Beate: Urformen der Psychotherapie – Die Methoden des Exorzisten J.J. Gassner (In: Zeitschrift für Parapsychologie und Grenzgebiete der Psychologie, Jg. 27, Freiburg 1985, S. 181–208) (im Folgenden zitiert als „Meißner 1985"), S. 184

sei? Hr. Gassner unterwies sie abermals, in diesem Anfall geschwind und ungesäumt zu sein mit der Gegenhilfe, sagte demnach wieder: Den Verstand soll sie verlieren. Die Patientin sagte: Ja, ich lass ihn nicht kommen: Im Namen Jesu soll er (der Teufel) ihn nicht nehmen. Sie behielt ihren Verstand auch vollkommen. Hr. Gassner zitierte nochmals den Husten, sie hustete zweimal. Hr. Gassner ermahnte sie geschwind mit dem Gegenbefehl zu sein; zitierte abermals den Husten; dieser blieb jetzt aus. Hr. Gassner befahl: Veniat delirium, sie schien zu sein wie jemand der sich um jemand besinnt, Hr. Gassner fragte: Was haben Sie da? Sie antwortete: Ei, es hat mir da (deutete auf die Stirn) so närrisch getan; so sagte ich gleich im Namen Jesu soll es nicht kommen (...) Hr. Gassner zitierte die Hitze im ganzen Leib, hinzusetzend: Lassen Sie es kommen. Die Hitze kam nach Aussage der Jungfrau; sie aber kurierte sich alsbald selbst (...).[70]

Gassners exorzistische Behandlungen bedürfen des fürstbischöflichen Schutzes, da es bei einigen kirchlichen Vorgesetzten Missbilligung erregt, dass der Exorzismus neuen Aufschwung erlebt und Gassner sich darüber hinaus bei der Ausübung nicht an die offiziellen Regeln der Exorzismusrichtlinien des *rituale romanum* hält.[71,72] Außerdem – und wahrscheinlich liegen hier die tieferen Gründe für die zumindest teilweise ablehnende Haltung – ist die Kirche in jenen Zeiten der aufkeimenden Aufklärung und im Bewusstsein der verheerenden Folgen der Inquisition eher bemüht, dem im Zuge von Gassners Erfolg wieder aufkeimenden Teufelsglauben Einhalt zu gebieten.[73]

Im August 1775 kommt eine Kommission von vier Professoren der Ingolstädter Universität zu einem positiven Urteil bezüglich Gassners exorzistischen Behandlungen. Sie anerkennen die während seiner Behandlungen auftretenden Phänomene und bewerten sie als „übersinnlich", das heißt als nicht natürlich erklärbar.[74] Auch Franz Anton Mesmer wird zu einer Stellungnahme zum Gassnerschen Tun aufgefordert. Den Auftrag erteilt ihm der Kurfürst in München, welcher selbst großes Interesse an Mesmers Heilmethode hat und

---

[70] zitiert nach Meißner 1985, S. 201
[71] vgl. Meißner 1985, S. 185
[72] Als interessantes Phänomen ist zu erwähnen, dass die Gegnerschaft bezüglich Gassners Exorzismus fast ausschließlich aus den Reihen der Theologen stammt. Aus der Ärzteschaft zum Beispiel sind keine entschiedenen Gegner bekannt, so dass man davon ausgehen kann, dass sich diese Berufsgruppe von Gassners Tun weder ideell noch wirtschaftlich bedroht fühlte. (vgl. Ego 1991, S. 12f)
[73] vgl. Meißner 1985, S. 185
[74] ebd. S. 186

mit Besorgnis beobachtet, dass Gassners Teufelsbeschwörungen, insbesondere in Bayern, großes Aufsehen bewirken. Mesmer erklärt vor der Münchner Akademie der Wissenschaften Gassners Methode zwar für ehrlich, führt die Wirkungen aber nicht auf übersinnliche Ursachen, sondern auf eine unwissenschaftliche Anwendung des Animalischen Magnetismus zurück.[75] Mesmers Gutachten führt auf direktem Wege zum Verbot der Gassnerschen Kuren durch Kaiser Joseph II. im November 1775.[76]

III.3.7.2 Auseinandersetzungen mit Fachkollegen und wissenschaftlichen Kommissionen

Die fachlichen Auseinandersetzungen beginnen im Anschluss an die Heilung der Jungfer Österlin (siehe Unterkapitel III.2.2 Praxisjahre), ausgelöst durch den Streit um die Urheberschaft des magnetischen Behandlungsverfahrens zwischen Mesmer und Maximilian Hell, dem Hofastronomen und Hersteller der Stahlmagneten. Hell beruft sich auf seine Weiterentwicklung in der Herstellung der Magnete, welche deren Wirksamkeit verbessert, während Mesmer argumentiert, dass er von Anfang an – im Unterschied und in Erweiterung zu Hell, sowie dem in England und Frankreich betriebenen Magnetismus – das Wirkprinzip des Magnetismus auch auf nicht-eiserne Materialien ausgedehnt hatte.

Dieser Streit eröffnet 1774 eine Diskussion, in der die meisten Fachkollegen sich von Mesmer und dem Animalischen Magnetismus distanzieren und den Standpunkt beziehen, dass allein der mineralische, beziehungsweise der Stahlmagnet echte physische Wirkungen hervorruft, während die durch den Animalischen Magnetismus provozierten Reaktionen der bloßen Einbildung zuzuschreiben sind.[77]

Seinen eigenen Standpunkt stellt Mesmer daraufhin in dem schon vorgestellten „Ersten Schreiben an einen auswärtigen Arzt" dar. Von den Akademien der Wissenschaften, denen diese Schrift vorgelegt wurde, geben nur vier Mitglieder der Akademie zu Berlin ein öffentliches, von H. J. Sulzer am 25.5.1775 unterschriebenes Gutachten ab, welches auf die Einschätzung hinausläuft, „(...) dass nichts genügend bewiesen sei von den Behauptungen

---

[75] a.a.O.
[76] a.a.O.
[77] vgl. Ego 1991, S. 59

und dass die Akademie es nicht nötig fand, sich in nähere Untersuchung und Beurteilung dieser Sache, die noch auf so gar ungewissen und unbestimmten Fundamenten beruht, einzulassen."[78],[79] Mesmers Schreiben hat, wie schon erwähnt, in Stil und Inhalt den Charakter einer Verteidigungsschrift. Das „Zweite Schreiben an das Publikum" ist fast nur noch als solches zu werten und zudem Zeugnis von Mesmers emotionalen Anteilen innerhalb seines Ringens um Anerkennung.

Die Auseinandersetzungen um den Animalischen Magnetismus im Zusammenhang mit der Behandlung von Maria Theresia von Paradies, im Jahr 1777 ist exemplarisch. Der Fall der bereits als Kind erblindeten Patientin kann spektakulär genannt werden, da es sich bei ihr um eine über die Grenzen Österreichs hinaus bekannte Pianistin, Sängerin und Komponistin handelt, eine gesellschaftlich exponierte junge Frau mit besten Beziehungen zum Wiener Hof. Sie war zudem vor der Behandlung durch Mesmer, zehn Jahre lang ohne Besserung ihres Leidens Patientin des konventionell behandelnden Barons von Störk, dem Präsidenten der Medizinischen Fakultät in Wien und Leibarzt der Kaiserin.[80] Die Verbesserung ihrer Sehkraft durch die Mesmerschen Kuren werden von keinem der herangezogenen Fachkollegen bestätigt, manche lehnen es sogar von vornherein ab, den Fall zu begutachten. Ein positives Erstgutachten des führenden Augenarztes Barth wird nach weiteren Untersuchungen zurückgezogen.[81] Rückschläge im Heilungsverlauf und die zunehmende Unsicherheit über die Seriosität von Mesmers Behandlungsmethoden in der Öffentlichkeit führen dazu, dass die besorgten Eltern, mit Unterstützung von Störk,[82] die bei Mesmer stationär untergebrachte Tochter „aus dessen Händen zu befreien"[83] versuchen. Dies kann Mesmer verhindern. Binnen eines Monats entlässt er die geheilte Patientin am 8.6.1777 nach Hause. Bereits am folgenden Tag lassen die Eltern Paradies verkünden, dass die Tochter mitnichten geheilt, sondern weiterhin blind und auch von keinem sonstigen Symptom geheilt ist.[84]

---

[78] zitiert nach: Bittel 1941, S. 40f
[79] vgl. Ego 1991, S. 345, Anm. 186
[80] vgl. ebd. S. 237ff
[81] vgl. Ego 1991, S. 75
[82] Diesen Beistand gibt er mittels eines schriftlichen Befehls „(…) dieser Betrügerei ein Ende zu machen (…) und die Jungfer Paradies ihren Eltern zurückzugeben". (Ego 1991, S. 76)
[83] Kupsch 1985, S. 148
[84] vgl. ebd. S. 248f

Mesmer hatte sich durch die Behandlung Maria Theresias von Paradies den Durchbruch zu öffentlicher und akademischer Anerkennung von Theorie und Praxis des Animalischen Magnetismus erhofft. Doch das Gegenteil tritt ein: Die Betrugsvorwürfe der Fachkollegen gehen sogar soweit, dass es Mesmer nicht mehr gelingt, seine ärztliche Reputation in Wien wieder herzustellen. Er verlässt die Stadt und avanciert in kürzester Zeit auch in Paris zum Wunderdoktor und Modearzt. Doch auch hier sind die Reaktionen auf den Animalischen Magnetismus denen in Wien vergleichbar: Seitens der wissenschaftlichen Kommissionen und der Fachkollegen erntet Mesmer überwiegend Ignoranz oder gar Ablehnung.[85]

III.4 Wirkungen des Animalischen Magnetismus

In den voran gegangenen Unterkapiteln wurden Daten aus dem ideen- und wissenschaftsgeschichtlichen Kontext, der Biografie Mesmers, seiner sozialen Einbindung, seiner Theorie und Praxis des Animalischen Magnetismus, sowie seinen fachlichen Auseinandersetzungen zusammengetragen. Eine solche Zusammenfassung reicht allerdings nur für die Bewertung aus, ob sich jemand, in diesem Fall Franz Anton Mesmer, an bereits vorhandene Konzepte und Methoden anlehnt oder ob er solche vielleicht sogar, möglicherweise unter Verwendung lediglich veränderter Begrifflichkeiten, übernommen hat, oder mit wissenschaftstheoretischen Worten: ob er eine Paradigmaartikulation formuliert hat und damit als potenzieller Paradigmenrevolutionär bezeichnet werden kann.

Die Frage, ob ein potenzieller Paradigmenrevolutionär auch tatsächlich einen Paradigmenwechsel ausgelöst hat, ist erst dann abschließend zu beantworten, wenn auch überprüft wurde, ob und welche Wirkungen auf ihn zurückgeführt werden können. Deshalb werden die bis jetzt gesammelten Daten in diesem Kapitel mit den Wirkungen von Theorie und Praxis des Animalischen Magnetismus auf relevante Bereiche wie Medizin, andere natur- und geisteswissenschaftliche Disziplinen, sowie Kunst und Kultur ergänzt.

Eine soziologische Analyse soll zudem Auskunft geben, ob es bestimmte Personengruppen sind, die sich für den Animalischen Magnetismus interessieren, beziehungsweise sich ablehnend verhalten.

---

[85] vgl. Ego 1991, S. 132ff

III.4.1 Wirkungen des Animalischen Magnetismus auf die Medizin und wissenschaftliche Kommissionen

Die meisten von Mesmers zeitgenössischen Fachkollegen reagieren skeptisch bis ablehnend auf den Animalischen Magnetismus. Ihre Betrugsvorwürfe haben eine solche Wirkung, dass sie Mesmer sogar zur Emigration nach Paris veranlassen.

Die angeschriebenen wissenschaftlichen Kommissionen setzen sich entweder gar nicht mit dem Animalischen Magnetismus auseinander oder fällen bezüglich der Theorie und der Praxis ablehnende bis vernichtende Urteile, wie in jenem von König Ludwig XVI. in Auftrag gegebenen Gutachten der Pariser Akademie der Wissenschaften von 1784: „(...), dass das Berühren und Auflegen der Hände und die mehrfach erregte Einbildungskraft in der Absicht, eine Krisis zu erzeugen, schädlich sein kann, sowie dass der Anblick solcher Krisen, Nachahmung wegen nicht weniger gefährlich ist und dass folglich jede öffentliche magnetische Behandlung traurige Folgen nach sich ziehen kann."[86] Außer wohlwollenden Gutachten und Aussagen von mitunter prominenten begeisterten AnhängerInnen scheint es keine positiven Gutachten von offiziellen Institutionen zu geben.[87] Anerkennung durch offizielle Stellen bleibt Mesmer zeitlebens versagt, wie sehr er sich auch um sie bemühte, wie verblüffend seine Heilerfolge auch waren und wie weit sein Ruf als Wunderdoktor auch reichte. Die einzige nennenswerte persönliche akademische Anerkennung wird ihm durch die Aufnahme als Mitglied der Bayerischen Akademie der Wissenschaften im Jahre 1775 zuteil.[88]

Es gibt etliche Ansätze zur Institutionalisierung des Animalischen Magnetismus. Mit der finanziellen Unterstützung einer reichen Patientin beginnt Mesmer 1782 in Spa ein magnetisches Kurbad mit angeschlossenem Lehrinstitut einzurichten.[89] Im Jahre 1783 schreiben sich innerhalb weniger Tage 20 Schüler für die Teilnahme an der Ausbildung ein, unter ihnen prominente

---

[86] Bittel 1941, S. 107
[87] „Seine (gemeint ist Mesmer, J.G.) Praxis der Magnetkuren leistete fortgesetzt Wunder an Heilungen. Akademien und Fachkollegen allerdings hatten ihn und seine Sache nicht anerkannt, ja keine einzige kompetente Stelle hatte seinen Behauptungen exakt nachgeforscht, man hatte es nicht einmal versucht, wenigstens seine Erfolge (...) zu klären." (Bittel 1941, S. 95)
[88] vgl. Kupsch 1985, S. 239
[89] ebd. S. 100f

Namen wie Lafayette und Montesquieu.[90] 1784 gründet Mesmer die „Société d'Harmonie", der auch der Marquis de Puységur beitritt. Dieser gründet 1785 die Zweiggesellschaft „Société harmonique des amis réunis" mit Sitz in Straßburg, der bereits im Gründungsjahr 200 Mitglieder angehören.[91] Ziele dieser Gesellschaft sind die Förderung des Animalischen Magnetismus, Gründung von Zentren für die magnetische Behandlung und die Ausbildung von Magnetiseuren. Ob und wieviele solche Zentren tatsächlich gegründet und wieviele Ausbildungen zum Magnetiseur tatsächlich stattgefunden haben ist unklar. Mit der Französischen Revolution findet die Phase der Zentrengründungen ein abruptes Ende.

Noch zu Lebzeiten erfährt Mesmers Animalischer Magnetismus verschiedene Modifikationen in Konzept und Anwendung. Die bedeutendste unter ihnen ist die seines Schülers Puységur.[92] Dieser verwendet zur Erklärung des Wirkprinzips nicht die von Mesmer vertretene Fluidumtheorie, sondern vertritt ein animistisches Konzept. Puységur entwickelt den Mesmerschen Ansatz weiter zum Begriff der „Einbildung", der, im Unterschied zum heutigen Verständnis, eine echte Wirkkraft zugeschrieben wurde: die Einbildungskraft. Die Einschätzung, dass diese das eigentliche Wirkprinzip darstellt und nicht das Fluidum, teilten bereits etliche der sich ablehnend verhaltenden Fachkollegen in der ersten großen Magnetismusdebatte 1774 in Wien. Auch das schon erwähnte wissenschaftliche Gutachten von 1784 kam zu diesem Schluss: „Das Berühren, die Einbildung und die Nachahmung sind die wahren Quellen jener Wirkungen, welche man diesem neuen wirksamen Wesen beilegt, welches unter dem Namen Tierischer Magnetismus bekannt ist. Man kann mit Recht glauben, dass dabei die Einbildung den ersten Rang einnimmt (...)."[93]

Diese theoretische Modifikation wird durch Puységurs Entdeckung des Somnambulismus ausgelöst, der zum Mittelpunkt von dessen Anwendungen wird. Gemeint ist damit eine besondere Art der Krise, in der die magnetisierten Patienten in einen schlafartigen Zustand fallen und sich in besonderen Fällen so benehmen, als wären sie hellsichtig.[94]

Die nachfolgenden Magnetismusbewegungen beziehen sich überwiegend

---

[90] ebd. S. 102
[91] vgl. Florey 1995, S. 103
[92] vgl. Ego 1991, S. 139
[93] Bittel 1941, S. 106
[94] vgl. Florey 1995, S. 103

auf die Puységursche Theorie und Anwendung des Animalischen Magnetismus. So auch jene Bewegung, die 1785 durch den Prediger, Physiognomen und begeisterten Magnetismusanhänger Johann Caspar Lavater (1741–1801) ausgelöst wird. Durch seine Initiative erlebt der Animalische Magnetismus eine Renaissance insbesondere in Süd- und Norddeutschland. Etliche Mediziner, darunter auch wieder prominente Namen wie Prinz Eugen von Baden oder Baron von Rosenfels, absolvieren die Straßburger Ausbildung zum Magnetiseur.[95] Es entstehen Fachzeitschriften, wie das „Archiv für Magnetismus und Somnambulismus" und das „Neue Archiv für den thierischen Magnetismus."[96]

Die höchste institutionelle Anerkennung erfährt der Animalische Magnetismus in der ursprünglichen Auslegung Mesmers in Berlin. Auf Anregung des Philosophen und Naturforschers Lorenz Oken (1779–1851), Professor an der medizinischen Fakultät in Jena, richtet die preußische Regierung 1810 eine Kommission „zur Prüfung des Magnetismus" unter der Leitung von Christoph Hufeland (1762–1836), Professor für Medizin an der Berliner Universität und erster Arzt der Charité, ein. Hufeland, ursprünglich ein Gegner des Animalischen Magnetismus, hatte sich ein Jahr zuvor, nach eigenen Forschungen und Beobachtungen von diesem überzeugt und ihn öffentlich anerkannt.[97] Auch die Kommission anerkennt 1816 (Mesmer war im Jahr zuvor verstorben) die Wirkungen des Animalischen Magnetismus. Sein Wirkprinzip wird vorgestellt als ein „physisches Agens (...), das aber nicht durch allgemeine physische und chemische Reagentien sinnlich darzustellen ist, sondern nur in der Lebenssphäre des lebendigen Organismus zu existieren scheint."[98] Karl Christian Wolfart (1778–1832), Arzt, Anhänger des Magnetismus, Mitglied dieser Kommission und von Mesmer persönlich zu seinem offiziellen Nachfolger erklärt, erhält auf die nachdrückliche Empfehlung seines begeisterten Patienten, des Staatskanzlers Graf von Hardenberg, 1817 eine Professur an der medizinischen Fakultät der Berliner Universität. Dort hält Wolfart Vorlesungen über Mesmerismus und lebensmagnetische Heilkunst.[99] Im Vorfeld dieser Ernennung entbrennt ein heftiger Streit an der medizinischen Fakultät. Ein von ihr selbst 1816 erstelltes, abfälliges Gegengutachten kann sich aber nicht ge-

---

[95] Bittel 1941, S. 123
[96] Florey 1995, S. 118
[97] vgl. ebd. S. 123
[98] Bittel 1941, S. 184f
[99] vgl. ebd. S. 182f

gen die Kommissionsergebnisse und die Protektion durch Hardenberg und die zusätzlich eingeholte Befürwortung durch König Friedrich Wilhelm durchsetzen.[100,101]

Auf die Romantische Medizin, eine medizinisch orientierte und kraftvolle[102] Gegenbewegung zur Aufklärung, vertreten unter anderem durch Friedrich Wilhelm Schelling (1775–1854), hat das Konzept des Animalischen Magnetismus einen sehr starken Einfluss. Ihr Konzept beruht auf metaphysischen, theologischen und naturphilosophischen Grundlagen und bezieht sich auf Begriffe wie Sympathie und Harmonie, die sie von der sich immer mechanistischer orientierenden Schulmedizin vernachlässigt sieht. Die Romantische Medizin bezieht sich auf den Animalischen Magnetismus, weil Mesmers Fluidumtheorie mit ihrer romantischen Vorstellung des Universums als lebendigem Organismus harmoniert, dessen Seele das Ganze durchdringt und ihre Teile verbindet. In Puységurs Entdeckung des Somnambulismus erkennen sie die konkrete Möglichkeit, den menschlichen Geist zu befähigen, mit der Weltseele Kontakt aufzunehmen.[103] In Franz Anton Mesmer sieht die Romantik geradezu ein Opfer der Aufklärung: Sie habe ihn, der eigentlich der Theologie und Philosophie zugeneigt war, beeinflusst, ein physikalisches Konzept zu wählen für einen eigentlich primär geistigen beziehungsweise romantischen Inhalt.[104]

In England verhilft James Braid (1795–1860) um 1843 dem Mesmerismus zu neuem Durchbruch. Seine Erforschung des Somnambulismus führt weg vom fluidalen als auch vom suggestiven Konzept, hin zu einer gehirnphysiologischen Erklärung. Damit macht er diesen Zustand, er nennt das Phänomen jetzt Hypnose, für die medizinische Welt „hoffähig" und erregt das Interesse auch durch seine praktischen Anwendungsbereiche, zum Beispiel bei der

---

[100] vgl. a.a.O.
[101] vgl. Ego 1991, S. 414, Anm. 251
[102] „Während sich die englische und die französische Medizin durch nüchterne Beobachtungen weiter entwickelte, ergingen sich die deutschen Ärzte in der Zeit der Romantik unter Führung des Philosophen Friedrich Schelling in ausgedehnten Spekulationen über das Wesen von Leben und Krankheit. Sie philosophierten mit Vorliebe über die Polaritäten und über die paracelsischen Analogien zwischen Makrokosmos und Mikrokosmos." (Ackerknecht 1959, S. 109)
[103] vgl. Ellenberger 1996, S. 125f
[104] vgl. Leibbrand, Werner: Der göttliche Stab des Äskulap. Salzburg, Leipzig 1939, S. 379ff

Durchführung von Operationen (chemische Narkotika wurden erst 1846 entdeckt).[105,106]

III.4.2 Wirkungen des Animalischen Magnetismus auf die moderne Lebensenergieforschung

Auch in der modernen Biologie, Biophysik und Medizin finden sich immer wieder spekulative Richtungen der Wissenschaft, die dem Begriff der Lebenskraft auf der Spur sind. Für sie ist Franz Anton Mesmer einer ihrer wichtigsten ideengeschichtlichen Pioniere für die neuere Erforschung des Vitalismus. Seine Entdeckung des Animalischen Magnetismus gilt als Beginn der modernen Erforschung der Lebensenergie. Wichtigster Vertreter der modernen Lebensenergieforschung des 20. Jahrhunderts ist der Freudschüler und Orgonforscher Wilhelm Reich (1897–1957).[107] Diese modernen Forschungen finden allerdings bis heute eher in kleinen privaten Instituten, oft aufgrund des Engagements interessierter Einzelpersonen, statt.

III.4.3 Wirkungen des Animalischen Magnetismus auf die Psychologie

Entscheidende Wirkungen hat der Animalische Magnetismus auf die Ursprünge und ersten Entwicklungen der Psychologie. Von der Puységurschen Entdeckung des Somnambulismus und der Theoriemodifikation hin zur Einbildungskraft – auch die wissenschaftlichen Gutachten hatten ja diesen Wirkmechanismus favorisiert – war es nur ein kleiner Schritt hin zur Hypnose. Der Hypnoseforschung widmen sich insbesondere die französischen Wissenschaftler Jean-Martin Charcot (1825–1893), bedeutendster Kliniker seiner Zeit in Nancy, und Hyppolyte Bernheim (1840–1919) zusammen mit Auguste Ambroise Liébeault (1823–1904).

Charcot wendet sich 1862 der Psychiatrie und Neurologie zu. 1878, fast schon am Ende seiner erfolgreichen Laufbahn, beginnt er mit Hypnosebehandlungen. Nach seinen Beobachtungen lassen sich nur Menschen mit hysterischer Neigung, zumeist wurde Frauen diese Diagnose gestellt, hypnotisieren. Deshalb kommt er zu dem Schluss, dass der hypnotische Zustand ursächlich

---

[105] vgl. Hehlmann, Wilhelm: Geschichte der Psychologie. Stuttgart 1963, S. 219
[106] vgl. Ackerknecht 1959, S. 150
[107] vgl. Bischof 1999, S. 74

mit der Hysterie verbunden ist. Er arbeitet aus seinen Beobachtungen ein Konzept von drei unterschiedlichen Phasen hypnotischer Zustände aus, in denen sich die hysterischen Symptome der PatientInnen zeigen. Sie führen in diesen Phasen bisweilen recht bizarre Bewegungen aus oder geraten in Zustände, in denen es scheint, als ob plötzlich neue Wesen aus ihrem Inneren hervorbrechen würden.[108]

Bernheim wird durch Liébeaults Heilerfolge angeregt, sich wissenschaftlich mit Hypnose zu beschäftigen. Wie Charcot misst er dem Rapport kaum Bedeutung bei.[109] Anders als Charcot gelangt er aber zu der Ansicht, dass der hypnotische Zustand nicht an einen Krankheitszustand gebunden, sondern das Ergebnis einer Suggestion ist. Er zeigt, dass bei allen Methoden der Heilkunst immer auch Suggestionstherapie betrieben wird und dass die Suggestion auf Ideodynamismus beruht, das heißt auf der Tendenz einer Vorstellung, sich in einer Handlung zu verwirklichen. Bernheim führt den Begriff der Suggestion in die Wissenschaft ein, der als solcher bis heute akzeptiert ist.

Durch die Arbeiten von Bernheim und Charcot gelangt der Hypnose die wissenschaftliche Anerkennung. 1889 findet in Paris der Erste Internationale Hypnosekongress statt. Fachzeitschriften werden herausgegeben, auch in Deutschland. Etliche Gelehrte reisen zu Charcot und Bernheim, um sich selbst von den Ergebnissen ihrer Arbeit zu überzeugen. Auch der junge Sigmund Freud (1856–1939) erhält dort Anregungen für seine Theorie der Psychoanalyse. Bis heute wird die Hypnose, in Form von leichten Trancezuständen, die den Zugang zum Unbewussten erleichtern, zur Unterstützung therapeutischer Prozesse eingesetzt.

III.4.4 Wirkungen des Animalischen Magnetismus auf Kultur und Geisteswissenschaft

Wie bereits erwähnt, ist das ausgehende 18. Jahrhundert insgesamt eine sehr kulturbetonte Zeit, was auch mit der politischen Umbruchsituation, dem Übergang vom Despotismus zur beginnenden Demokratie, verbunden ist. Solche Endphasen sind meist von regelrechten Kulturexplosionen begleitet und bieten insgesamt einen fruchtbaren Boden auch für ungewöhnliche Ideen und Bewe-

---

[108] vgl. Schönpflug 2000, S. 264f
[109] vgl. Ellenberger 1996, S. 225

gungen. Ab 1770, mit Beginn der Goethezeit, spielt die Kulturnation Deutschland eine führende Rolle in der europäischen Kulturlandschaft.

III.4.4.1 Wirkungen des Animalischen Magnetismus auf die Musik

Es ist sicherlich auch auf Mesmers Freundschaft mit der und sein Mäzenatentum[110] für die Familie Mozart zurückzuführen, dass der Magnetismus auch in deren Schaffen Eingang findet. In der 1790 uraufgeführten Oper „Cosi fan tutte" erklingt das Rezitativ: „Hier der Magnetstein solls euch beweisen, ihn brauchte Mesmer einst, der seinen Ursprung nahm aus Deutschlands Gauen und so berühmt ward in Francia."[111] Mesmers Einfluss auf die Musikgeschichte ist zwar nicht nachhaltig, aber doch besonders. Seiner ungewöhnlichen Leidenschaft für das Spielen der Glasharmonika ist es zu verdanken, dass dieses ungewöhnliche Instrument in seiner Zeit überhaupt bekannt wird und dass Vater und Sohn Mozart für dieses Instrument geeignete Stücke komponieren.

III.4.4.2 Wirkungen des Animalischen Magnetismus auf die Literatur

Literatur ist ein Genre, welches neue Trends oft schon sehr frühzeitig aufgreift und ausarbeitet. Der Animalische Magnetismus ist ein gutes Beispiel dafür, dass dies auch für wissenschaftliche Themen zutreffen kann.[112] Tatsächlich entstehen schon sehr bald unzählige literarische Werke, denen der Animalische Magnetismus und später auch die Hypnose als Motive dienen.

In hohem Maße aufgegriffen wird der Animalische Magnetismus in der romantischen Literatur. Er steht dort, wie zum Beispiel auch der Traum, für einen möglichen Zugang zur „Nachtseite der Seele", dem Unbewussten, welches „Einblicke in die Natur der Dinge gewährt, die dem Bewusstsein normalerweise verwehrt sind."[113]

---

[110] Ziemann 1970, S. 108

[111] zitiert nach Bittel 1941, S. 33

[112] vgl. Müller-Funk, Wolfgang: E.T.A. Hoffmanns Erzählung *Der Magnetiseur*, ein poetisches Lehrstück zwischen Dämonisierung und neuzeitlicher Wissenschaftskritik (In: Schott, Heinz [Hrsg.]: Franz Anton Mesmer und die Geschichte des Mesmerismus. Stuttgart 1985, S. 200–214)

[113] Müller, Götz: Modelle der Literarisierung des Mesmerismus (In: Wolters, Gereon [Hrsg.]: Franz Anton Mesmer und der Mesmerismus. Konstanz 1988, S. 71–86) (im Folgenden zitiert als „Müller 1988"), S. 74

Der Animalische Magnetismus bot und bietet etliche Motive, die das Interesse der AutorInnen weckt/e: Da ist natürlich zuerst einmal die Faszination des Unbekannten. Nicht zu unterschätzen ist auch das erotische Moment, welches sich im Phänomen der intimen Beziehung des Rapport findet, da die KlientInnen oft Frauen waren, die, dem Einfluss der (männlichen) Magnetiseure ausgesetzt, während der Behandlung in außergewöhnliche willenlose Zustände gerieten.[114]

Wenn der Animalische Magnetismus in der Literatur Verwendung findet, dann insbesondere dessen gefährliche oder unheimliche Aspekte: Die Gefahren, die von betrügerischen Scharlatanen ausgehen und ganz besonders von jenen Magnetiseuren, die den Einfluss, den sie auf ihre KlientInnen haben, für eigene Zwecke ausnutzen. Mit dem Aufkommen der Hypnose, verschärfen sich die Darstellungen der Gefahren durch Manipulation noch mehr.

Johann Wolfgang von Goethe (1749–1832) drückt mit seiner Äußerung aus dem Jahre 1830 die Einschätzung so mancher seiner ZeitgenossInnen aus: „Zwar zweifle ich nicht, dass diese wundersamen Kräfte in der Natur des Menschen liegen, ja, sie müssen darin liegen, aber man ruft sie auf falsche, oft frevelhafte Weise hervor."[115]

Ein Beispiel hierfür findet sich in der um 1813 entstandenen Novelle E.T.A. Hoffmanns (1776–1822) „Der Magnetiseur", in der sich der Magnetiseur Alban in eben solcher frevelhaften Weise der Wirkungen des Magnetismus bedient. Er versetzt eine Baronesse ohne deren Wissen und Zustimmung in eine Art somnambulen Dauerzustand um den Beweis anzutreten, dass er sich mittels seiner magnetischen Fähigkeiten einen anderen Menschen zu willen machen kann.[116] Der Beweis gelingt. 1930 erscheint Thomas Manns

---

[114] So schwärmt Gotthilf Heinrich Schubert im Jahre 1808 in seinen „Ansichten von der Nachtseite der Naturwissenschaft" von der wunderbaren Sympathie zwischen Arzt und Klientin: „Die magnetisch Schlafenden wissen, vermöge dieser Sympathie, um alle Bewegungen, welche der Magnetiseur selbst hinter ihrem Rücken vornimmt, ja es scheint zuweilen als ob sie die tiefsten Gedanken desselben errieten. Zugleich scheint, wie sie dieses selber bezeugen, während jenes Zustandes ihr Wille mit dem des Magnetiseurs nur einer." (zitiert nach: Müller 1988, S. 73)

[115] zitiert nach Tischner 1941, S. 278

[116] Sein Ziel beschreibt er wie folgt: „Marien ganz in mein Selbst zu ziehen, ihre ganze Existenz, ihr Sein so in dem meinigen zu verweben, dass die Trennung davon sie vernichten muss (...)." (Hoffmann, E.T.A.: Der Magnetiseur. [In: ders.: Der Magnetiseur. Berlin, Weimar 1987, S. 5–48], S. 41f)

(1875–1955) Novelle „Mario und der Zauberer", die ein vergleichbares Motiv beschreibt. Ein alter hässlicher Mann versucht, durch magnetische Manipulation Zärtlichkeit zu gewinnen: Der Zauberer und Hypnotiseur Cipolla bringt den Kellner Mario während einer öffentlichen Darbietung unter seinen Einfluss und macht ihn auf regelrecht anwidernde Weise glauben, er sei seine Geliebte.[117]

Auch die in dieser Zeit viel diskutierte Frage nach der Möglichkeit von Ausführungen krimineller Handlungen unter dem Einfluss von Hypnose wird in einer Vielzahl von Romanen aufgegriffen, insbesondere auch in dem neu entstandenen Genre der Kriminalliteratur.[118]

1886 erscheint Robert Louis Stevensons Kriminalroman „Dr. Jekyll und Mr. Hyde". In diesem greift er die Möglichkeit auf, dass sich in einem Menschen noch eine andere Persönlichkeit verbirgt, die unkontrollierbar zum Vorschein kommen und derselbe Mensch sich dann völlig anders, zum Beispiel hochgradig kriminell verhalten kann. Stevenson setzt damit in seinem Roman Phänomene des Somnambulismus in besonders schauriger Weise um. Ganz bemerkenswert zeichnet er in der Hauptfigur ein sehr ausdifferenziertes Charakterbild der multiplen Persönlichkeit, beziehungsweise, in seiner Zeit vorauseilender Form, des psychoanalytischen Verständnisses vom Unbewussten als dunklem Ort der Verdrängungen. Von „Dr. Jekyll und Mr. Hyde" werden bereits in den ersten sechs Monaten 40 000 Exemplare[119] verkauft. Diese sehr hohe LeserInnenresonanz spricht dafür, dass es sich hier um ein Thema handelt, von dem sich viele angezogen fühlen.

Dass der Animalische Magnetismus noch bis heute Eingang in die Literatur findet, zeigt sich sowohl in dem 1985 erschienenen „Zauberbaum" von Peter Sloterdijk, einem historischen Roman, der sich insbesondere um Franz Anton Mesmers Schüler Marquis de Puységur rankt, wie auch im 2010 erschienenen Debütroman „Am Anfang war die Nacht Musik" von Alissa Walser, in dem sie die Begegnung Franz Anton Mesmers mit seiner wohl umstrittensten Patientin, der blinden Pianistin Maria Theresia von Paradis aufgreift.

---

[117] „,Küsse mich!' sagte der Bucklige. ,Glaube, dass du es darfst! Ich liebe dich. Küsse mich hierher,' und er wies mit der Spitze des Zeigefingers, Hand, Arm und kleinen Finger wegspreizend, an seine Wange, nahe dem Mund. Und Mario neigte sich und küsste ihn." (Mann, Thomas: Mario und der Zauberer. Berlin 1930. Verwendet wurde die 44. Auflage, Juli 2008, der Taschenbuchausgabe Frankfurt/M 1973, S. 59)
[118] vgl. Ellenberger 1996, S. 242
[119] Kindlers Literaturlexikon in 25 Bänden. München 1974. Bd. 21, S. 9035

III.4.4.3 Wirkungen des Animalischen Magnetismus auf die Philosophie

Auch in der Philosophie finden sich Auseinandersetzungen mit dem Animalischen Magnetismus. Seine Phänomene, vor allem der Somnambulismus, fordern die PhilosophInnen, insbesondere im 19. Jahrhundert auf, die alte Leib-Seele Problematik neu zu überdenken. Eine ihrer zentralen Fragen betrifft das Verhältnis der Außenwelt zur Innenwelt.

Georg Wilhelm Friedrich Hegel (1770–1831), für den der Geist die Wahrheit alles Wirklichen ist, ist der einflussreichste Vertreter des Deutschen Idealismus. Mit seinem Konzept vom subjektiven Geist hebt er die Leib-Seele-Dualität auf. Generell spricht er sich gegen den Magnetismus aus, warnt vor den Gefahren.[120] Er glaubt dennoch an dessen Wirksamkeit und Heilkraft. Die magnetische Behandlung führt für ihn zu dem Ziel, dass das individuelle Leben in sich selbst versinkt und dadurch in die einfache Allgemeinheit zurückkommt.[121] Die Begegnung von Lebenskraft und krankem Organismus stellt für ihn einen polaren Gegensatz dar und Heilung geschieht, indem der Organismus diesen Gegensatz überwindet. Magnetische Behandlungen unterstützen darin, beziehungsweise „zwingen" dem Organismus diese Gegenüberstellung auf, so dass er zum reagieren „genötigt" ist. Das gleiche Prinzip sieht er allerdings auch in der Galenschen „Dreckapotheke", in der unter anderem mit Hühnerkot behandelt wird.[122]

Der für Arthur Schopenhauer (1788–1860) zentrale Begriff ist der „Wille", der dem Inneren des Menschen entspricht. Dieser liegt außerhalb der, die Individuen voneinander trennenden Grenzen von Raum und Zeit. Über- und außersinnliche Phänomene erklären sich für ihn dadurch, dass sie dem Bereich des Willens zugeordnet sind, der durch keine Grenzen eingeschränkt ist. So reihen sich die Phänomene des Animalischen Magnetismus nahtlos in die Wirkkraft des Willens ein: „Indem der Wille des Einen, durch keine Schranken der Individuation gehemmt, also unmittelbar und *in distans*, auf den Willen des

---

[120] „Ohne die Tatsachen bestreiten zu wollen, warnt er (gemeint ist Hegel, J.G.) davor, sich vom somnambulen Zustand Offenbarungen zu erwarten. Der Hellseher sei allen Zufälligkeiten des Fühlens und Einbildens preisgegeben, außerdem träten in sein Schauen noch fremde Vorstellungen, insbesondere die seines Magnetiseurs ein." (Tischner 1941, S. 264)
[121] Leibbrand 1937, S. 153
[122] ebd. S. 160

Anderen wirkt, hat er eben damit auf den Organismus desselben (…) eingewirkt."[123]

Von starkem Einfluss war der Animalische Magnetismus auf die romantische Philosophie[124] und insbesondere auf die spekulative Naturphilosophie, die das gesamte Universum, Mikrokosmos und Makrokosmos, als etwas betrachtet, dessen Teile immer in Beziehung zueinander stehen. Für Friedrich Wilhelm Joseph Schelling (1775–1854) waren Außen- und Innenwelt die zwei Seiten eines Ganzen. Johann Gottlieb Fichte (1762–1814) fasst die Außenwelt als ein Erzeugnis des Ich auf, das sich die Welt als ein Nicht-Ich entgegensetzt, um sich mit sich auseinandersetzen zu können.[125] Im Animalischen Magnetismus erkennen die PhilosophInnen der Romantik, die das Weltall durchpulsende Kraft.[126] Das Wirkprinzip des Somnambulismus und der Hypnose ist für sie das Bindeglied zwischen Einzel- und Weltseele und somit ein möglicher Zugang zum verborgenen, geheimnisvollen Teil der Seele, dem Gegenstück zur, von den AufklärerInnen bevorzugten, taghellen Vernunft.[127]

Die spekulative Naturphilosophie der Romantik kann als Gegen- oder Ausgleichsreaktion zur Aufklärung und der aus ihr entstehenden objektivistisch-mechanistischen Welt- und Wissenschaftsvorstellung verstanden werden. Die Phänomene des Animalischen Magnetismus stärken sie in ihrer Rückbindung und Neuformulierung einer ganzheitlichen und beziehungsorientierten Auffassung von der Welt und dem Erkenntnisprozess.

III.4.5 Soziologische Faktoren

Der abschließenden Auswertung wird im Folgenden eine kurze soziologische Analyse vorangestellt. Sie soll zeigen, ob die Rezeption und Auswirkung des Animalischen Magnetismus sozusagen flächendeckend war, oder ob bestimmte Schichten, Berufsgruppen, etc. angesprochen werden.

Franz Anton Mesmer selbst kann als „Aufsteiger" bezeichnet werden. Ursprünglich aus einfachen Verhältnissen stammend, gehört er mit seiner Heirat

---

[123] vgl. Schopenhauer, Arthur: Versuch über das Geistersehen (In: Parerga und Paralipomena. Berlin, 1851) Verwendet wurde die unveränderte Taschenbuchausgabe der Erstausgabe, Zürich 1991, S. 304
[124] vgl. Hoffmeister 1995, S. 401
[125] ebd. S. 316
[126] vgl. Tischner 1941, S. 280
[127] vgl. Müller 1988, S. 74

dem wohlhabenden Bürgertum an. Als gebildeter junger Mediziner nimmt er vermutlich bereits vor seiner Hochzeit an den geselligen Treffen der Reichen und Intellektuellen in den Wiener Salons teil und lernt dort wohl auch seine zukünftige Frau kennen, die eine der reichsten Frauen Wiens war und selbst einen Salon führte.[128]

Zu Beginn seiner Praxis behandelt Mesmer sowohl KlientInnen aus einfachen wie aus gehobenen Schichten. Dies ändert sich aber rasch. Es sind eindeutig die Angehörigen der sich in dieser Zeit einander annähernden Schichten des wohlhabenden Bürgertums und des Adels, die von Mesmers Magnetismusbehandlungen fasziniert sind, sich in seine Behandlung begeben beziehungsweise ihn in ihre Schlösser einladen. Neben den Einzel- und Kleingruppenbehandlungen in luxuriös ausgestatteten Räumen finden auch Massenbehandlungen statt. Insbesondere der Marquis de Puységur führt solche durch, mitunter mit über 200 Personen. Dafür wird zum Beispiel die durch Sloterdijks Roman „Der Zauberbaum" berühmt gewordene Ulme auf dem Dorfplatz von Buzancy magnetisiert und alle Anwesenden können sich an Seilen oder an den Händen fassend, mit dem Magnetismus verbinden.

Es zeigt sich auch, dass Personen mit einfachem Bildungsstand für die luzide Ausprägung des Somnambulismus besonders begabt sind. In diesen Zuständen geben sie Auskunft über die Art, Dauer und Behandlung von Erkrankungen, und zwar ihrer eigenen wie auch der von anderen.

Mesmers Ausbildungen, die übrigens recht teuer sind, durchlaufen einerseits vor allem reiche, angesehene und einflussreiche Männer, viele von ihnen sind Mediziner, aber auch Angehörige anderer Berufsgruppen, wie zum Beispiel Theologen sind vertreten oder Adelige, die einem Beruf in eigentlichen Sinne gar nicht nachgehen. Gleichzeitig wird der Magnetismus aber auch von einer großen Zahl von Laienpraktikern angewendet.

Es sind einflussreiche Männer und Frauen, die den Animalischen Magnetismus zu Beginn des 19. Jahrhunderts gegen die Anfeindungen der anerkannten Medizin verteidigen und ihn zumindest für eine Generation als Lehr- und Forschungsbereich an deutsche Universitäten bringen.

Das Geschlechterverhältnis ist eindeutig: Die Magnetiseure sind Männer, in der Literatur findet sich kein einziges Beispiel für magnetisierende Frauen. Die Klientel hingegen ist überwiegend weiblich.

---

[128] vgl. Florey 1995, S. 93

IV Antworten

Im vorangegangenen Kapitel wurde eine Flut von Daten zusammengestellt, die in diesem Kapitel wissenschaftstheoretisch ausgewertet werden, um Antworten auf die eingangs gestellte Frage
- „War Franz Anton Mesmer ein Paradigmenrevolutionär?"
zu geben, sowie Erklärungen zu den Fragen
- „Wie entsteht Erfolg überhaupt?"
- „Warum löst Erfolg nicht immer bei allen gleichermaßen Begeisterung aus, beziehungsweise warum fasziniert manche, was andere geradezu ängstigt?"

Ein Blick in die gesammelten Daten genügt, um zu erkennen, dass es gar nicht so einfach ist, zu entscheiden, unter welchen Umständen überhaupt von einer Entdeckung gesprochen werden kann. Mitunter ändert zum Beispiel ein Erfinder oder eine Erfinderin wissentlich oder unwissentlich lediglich Begrifflichkeiten, tut aber eigentlich nicht wesentlich Anderes als andere vor ihm oder ihr. Auch die Vordatierung von Ideen hat schon einigen WissenschaftlerInnen zu Ruhm verholfen. Thomas S. Kuhn geht genau genommen sogar davon aus, dass, selbst jenseits betrügerischen Handelns, das Herauslösen von Entdeckungen, Erfindungen, neuen Tatsachen und neuen Theorien aus dem Gesamtgeschehen eine höchst künstliche Angelegenheit ist. Er zeigt mit vielen Beispielen, dass sich all solche Vorgänge nur schwerlich einzelnen Person und einem bestimmten Zeitpunkt zuordnen lassen,[129] da sie immer als Entwicklungsprozesse zu sehen sind, die einen gewissen Zeitraum zur Beobachtung, Begriffsbildung und theoretischen Einordnung benötigen.[130] Kuhn erkennt das Bedürfnis nach und das Bemühen um solche Festlegungen als Resultat des

---

[129] ebd. S. 68
[130] a.a.O

heutigen Wissenschaftsverständnisses und dessen Glauben an einen kumulativen Entwicklungsprozess.[131]

Um trotz dieser Handicaps Antworten zu finden, wird die vorgelegte Datensammlung in diesem Kapitel anhand von, der Kuhnschen Wissenschaftstheorie entnommenen und den typischen Verlauf eines Paradigmenwechsels charakterisierenden Kriterien fokussiert und ausgewertet.

Als Kriterien für das Vorliegen eines zumindest potenziellen Paradigmenwechsels, beziehungsweise eines potenziellen Paradigmenrevolutionärs gelten demnach:
- Das Erkennen von Irritationen und Anomalien,
- das Bemühen um Paradigmaartikulation, meist mit Schulengründung verbunden und
- die ablehnende Reaktion der Wissenschaftsgemeinde.

Kriterien für einen Paradigmenwechsel sind:
- Öffentliche Anerkennung der vorgestellten Anomalien und
- Diskussion der alternativen Paradigmaartikulation durch die Wissenschaftsgemeinde
- und schließlich der Eintritt eines Paradigmenwechsels, der folgendes beinhaltet:
  - Ein neues Welt- und Menschenbild,
  - eine neue Wissenschaftsgemeinde (mit Institutsgründungen, Fachpresse und Fachkonferenzen, Ausbildungsmöglichkeiten),
  - neue Untersuchungsgegenstände,
  - neue Forschungsmethoden und
  - neue Lehrbücher.

IV.1 Der Kontext

Mit der Renaissance gerät die Autorität von Kirche und Adel und damit auch das von ihnen vorgegebene, metaphysisch, deduktiv orientierte Paradigma ins Wanken. Es beginnt eine Phase der Hinterfragungen und der Suche nach Neuorientierung mit den typischen Anzeichen einer Vielzahl von Paradigmaarti-

---
[131] vgl. Kuhn 1962, S. 67

kulationen und Schulengründungen in der Medizin, wie auch in allen anderen wissenschaftlichen Disziplinen.

Es sind im Wesentlichen zwei Richtungen, in denen sich die zukünftigen ParadigmenrevolutionärInnen ausmachen lassen: Die VertreterInnen und AnhängerInnen des mechanistischen und die des organischen Weltbildes. Diese Richtungen sind Mitte des 18. Jahrhunderts inhaltlich nicht so weit voneinander entfernt, wie zu Beginn des 19. Jahrhunderts oder gar in unserer Zeit.

Der Rückblick von heute aus erlaubt die Einschätzung, dass sich Mitte des 18. Jahrhunderts ein Paradigmenwechsel hin zu einem mechanistischen Weltbild abzeichnet und dass die MechanistInnen im Klima der Entwicklung zu einem neuen Paradigma des Messens und Wiegens die zeitgemäßeren Argumente besitzen. Für die ZeitgenossInnen mag dies noch nicht so deutlich sichtbar, aber vermutlich schon zu ahnen gewesen sein.

Es ist die Physik, die sich im Verlauf des 18. Jahrhunderts als neue Leitwissenschaft zu profilieren beginnt. Ihre enormen Entdeckungen, wie zum Beispiel die des heliozentrischen Weltbildes und der Prinzipien der Schwerkraft, sowie die Entdeckung der elektrischen Phänomene, deren Erforschung und Nutzbarmachung, haben hierzu beigetragen. Sie stellen in wissenschaftlicher wie in gesellschaftlicher Hinsicht wesentliche und verändernde Bereicherungen dar.

→ *Die Zeit des 18. Jahrhunderts kann nach den Kuhnschen Kriterien durchaus als eine ihrem Ende zugehende, revolutionäre Wissenschaftsphase bezeichnet werden.*

IV.2 Mesmers Biografie, Theorie und Praxis

Die Vermutung liegt nahe, dass Mesmer die Auswirkungen des Übergangs von einem zu Ende gehenden Paradigma zu einer Phase der nebeneinander bestehenden Paradigmaartikulierungen und eines sich abzeichnenden neuen Paradigmas bereits in seiner Ausbildungszeit bewusst wahrnimmt. Seine Schul- und Studienzeit in Konstanz und Dillingen ist sicherlich noch vom untergehenden Paradigma der schwindenden kirchlichen Autorität geprägt. Mit dem Wechsel nach Ingolstadt und nach Wien kommt er mit den auch an den Universitäten aufscheinenden aufklärerischen Gedanken in Berührung.[132] In philosophischer Hinsicht insbesondere mit den Gedanken von Christian Wolff und in naturwissenschaftlicher Hinsicht insbesondere mit den mechanistischen Ansätzen von Hermann Boerhaave.

Hinweise darauf, dass Mesmer tatsächlich zu den vielfältigen Paradigmaartikulationen dieser revolutionären Wissenschaftsphase Zugang hatte, sie in sein Denken integrierte und selber weiter modifizierte, gibt bereits seine Dissertation. In den Text eingestreut finden sich die entsprechenden unterschiedlich orientierten Fachbegriffe wie „Maschine", „Elektrizität" und „Irritabilität", Autoritäten der verschiedenen Schulen, von Galen bis Helmont,[133] werden angeführt. Das Thema der Dissertation war eine zu seiner Zeit durch die kategorische Ablehnung metaphysischer Disziplinen in Misskredit geratene Fragestellung: Der astrale Einfluss der Planeten auf die Erde und die Organismen. Dass er einen als veraltet oder gar überholt geltenden Untersuchungsgegenstand wählt und dazu auch keines der Theoreme seiner direkten Lehrer (van Swieten und Störk) favorisiert,[134] ist ein Hinweis auf originäres Denken oder zumindest auf eine gewisse Eigensinnigkeit. Es ist zu vermuten, dass sich Mesmer über diese Zusammenhänge bewusst ist. Der in der Einleitung zu seiner Dissertation zitierte Spruch von Horaz kann geradezu als Schutzversuch gedeutet werden:

Aufs Neue lebt,
was längst schon begraben;
was heute hoch in Ehren,
wieder versinkt ins Nichts.[135]

---

[132] Wahrscheinlich ist, dass Mesmer dort auch Zugang zu rationalistisch-aufklärerisch-mechanistischer Literatur hatte, von: Christian Wolff, Descartes, La Mettrie und, für die späteren eigenen Konzepte besonders interessant: Newtons „Wellentheorie des Lichts" und „Korpuskulartheorie", in denen er seine Auffassung vom Licht als feine Materie beschreibt, die in Wellenbewegungen von der Quelle ausgehend, alle Körper durchdringt, und Keplers „Harmonices mundi", in dem er seine Gesetze der Planetenbewegung beschreibt, sowie „Weltseele", deren Sitz er in der Sonne ausmacht und die von dort aus mittels Lichtstrahlen auf den Lebensgeist im tierischen Organismus wirkt. (vgl. ebd. S. 26)
[133] vgl. Ego 1991, S. 28
[134] vgl. a.a.O.
[135] zitiert nach Bittel 1941, S. 28

Zweifelsohne greift Mesmer ein veraltetes Thema auf, um es auf der Grundlage der Erkenntnisse Newtons zum planetaren Einfluss durch Gravitation und dem alles durchdringenden Weltäther einer Neubewertung zu unterziehen, was als weiterer Hinweis dafür gelten kann, dass er sich durchaus aktiv an dieser revolutionären Wissenschaftsphase beteiligt. Dabei modifiziert er auch gleich den Newtonschen Gravitationsbegriff, indem er ihn zu einem universalen Krafttypus erhebt, mit dem er der alten Idee vom Einfluss der Planeten auf die Erde und ihre Organismen und der Organismen untereinander ein neues Erklärungskonzept zu geben versucht. Auch das Wirkprinzip der Elektrizität, wichtigste Entdeckung des 18. Jahrhunderts, verwendet er als ein dem Magnetismus analoges Erklärungsmodell. So sind sowohl der Untersuchungsgegenstand als auch die herangezogenen Erklärungsmodelle nicht wirklich innovativ. Neu jedoch ist die Kombination von altem und neuem Wissen.

In seinen späteren Schriften stellt Mesmer die Theorie und Anwendung des Animalischen Magnetismus dar. Alle diese Schriften zeugen von seinem Bedürfnis, den Animalischen Magnetismus und seine Theorie gegen unrichtige Zeitungsberichte und misstrauische Kollegen, die ihn des Betrugs bezichtigen, zu verteidigen. Er kämpft um seinen Status als Entdecker des Animalischen Magnetismus und fördert dieses Bild, indem er zum Beispiel den Zeitpunkt der ursprünglichen Entdeckung bis in das Jahr 1766 (er bezieht sich vermutlich auf seine Dissertation) vordatiert. Er schreibt: „Schon im Jahre 1766 ließ ich eine kurze Abhandlung vom Einfluss der Planeten (...) auf den tierischen Körper drucken (...). Diese Eigenschaft des animalischen Körpers (...) nannte ich *gravitatem* oder *magnetismum animalem*."[136] Mesmer gesellt hier dem ursprünglich verwendeten Gravitationsbegriff rückwirkend den des Animalischen Magnetismus als Synonym hinzu. Tatsächlich hat er ihn in der Dissertation nicht verwendet. Die Vermutung liegt nah, dass er dies tat, um den Zeitpunkt der Entdeckung vorzudatieren.[137]

In der „Abhandlung über die Entdeckung des thierischen Magnetismus"

---

[136] Mesmer 75–1, S. 3f
[137] Interessant dazu ist der Hinweis von Ernst Florey, dass Athanasius Kircher selbst ein umfangreiches Werk zum Magnetismus verfasst hat und eines der Kapitel den Titel „De magnetismo animalis" trägt. Das heißt, dass selbst diese Begrifflichkeit wahrscheinlich nicht von Mesmer selbst stammt, da es sehr wahrscheinlich ist, dass er dieses Werk, das zu seiner Zeit in der Dillinger Studienbibliothek verfügbar war, kannte. (vgl. Florey 1995, S. 91)

von 1781 äußert sich Mesmer explizit über den Sinn seiner Leistung in der Neubewertung vergangenen Wissens:

„Öfters bemühte sich die Weltweisheit, sich von Irrtümern und Vorurteilen loszureißen. Da sie aber diese Gebäude allzu hitzig zerstörte, bedeckte sie die Trümmer mit Verachtung, ohne einen aufmerksamen Blick auf die unter ihnen verborgenen Kostbarkeiten zu werfen."[138]

Hinsichtlich der Praxis des Animalischen Magnetismus finden sich ähnliche Muster. Die Faszination und das philosophische Interesse für den Magneten zeigen sich in der Antike wie auch in der Renaissance. Seine medizinisch-therapeutische Verwendung ist bereits bei Paracelsus nachgewiesen. Die erste Behandlung mit Stahlmagneten führt Mesmer nicht aufgrund eigener Überlegungen durch, sondern auf Nachfrage eines Klienten, auch wenn er später heftig um die geistige Urheberschaft am Animalischen Magnetismus, durch die Erweiterung des magnetischen Wirkprinzips auch auf nicht-eiserne Materialien, kämpft.[139,140]

Weiter kann man sagen, dass die Durchführung der Mesmerschen Behandlungen im Erscheinungsbild denen des Exorzisten Gassner ähnlich sind, insbesondere die Auswirkungen der Behandlung auf die KlientInnen. In beiden Fällen werden auf Intervention des Behandelnden Krisen, beziehungsweise Anfälle hervorgerufen, deren Heftigkeit während des Behandlungsverlaufes immer schwächer werden und bei Erreichen der Heilungen ganz nachlassen.

---

[138] Mesmer 1781, S. 7

[139] „Doch ich nehme es Herrn H. (gemeint ist Maximilian Hell, der Hofastronom, der Mesmer den ersten Magneten zur Anwendung herstellte, Ergänzung J.G.) gar nicht übel, dass er meine Versuche (...) für Einbildungen erklärt; dadurch stellt er mich sicher, dass er meinen allerersten Versuch so wie alle von mir bekannt gemachten Entdeckungen, wenn sie dereinst durch andere Arzneigelehrte werden bewährt sein, niemals sich wird zueignen können." Mesmer 75-2, S. 14 und „Mag doch Herr H. von meinen Entdeckungen und Versuchen denken, was er will! Ich kann für die Wahrheit derselben mit der Aufrichtigkeit und Rechtschaffenheit, wovon ich von jeher Profession mache, (...) sichere Bürgschaft leisten (...)." (ebd. S. 15f)

[140] „Beruhigende Antworten, eine allgemeine Idee von meinem Lehrgebäude zu geben, die Irrtümer, die man mutwillig da rein verflochte, welche seine Bekanntmachung verhinderten, öffentlich zu erzählen, ist die Absicht dieser Schrift, die nur ein Vorläufer meiner Theorie sein soll, und diese werde ich herausgeben, sobald mir die Umstände gestatten, die praktischen Regeln der Methode, die ich hier ankündige, bekannt zu machen." (Mesmer 1781, S. 4)

Mesmers therapeutische Anwendung des Magnetismus und des Animalischen Magnetismus sind genau genommen ebenso wenig innovativ wie seine theoretischen Überlegungen, sein Konzept vom Heilungsverlauf oder sein Heilungskonzept überhaupt. Wie schon bei seinen theoretischen Ausführungen scheint es sich bei seiner Methode nicht um etwas gänzlich Neues zu handeln.

Neu jedoch ist die Kombination von bekannten, aber nicht mehr oder kaum noch praktizierten Methoden, nämlich der des Magnetismus, eines schon lange praktizierten Außenseiterverfahrens und die des Exorzismus, einer aus zeitgeschichtlichen Gründen in Misskredit geratene Praxis mit ebenfalls langer Tradition, mit einem zeitgemäßen, physikalisch-mechanistischen Konzept.

→ Franz Anton Mesmer nimmt Irritationen und Anomalien wahr und erkennt, dass eine Frage, die im aufklärerischen Paradigma nicht mehr interessant schien, unter Berücksichtigung neuer Theorien doch von Interesse sein kann. Er wiederbelebt Phänomene und erhebt sie auf der Grundlage einer neuen Theorie zu einem neu zu bewertenden Untersuchungsgegenstand. Dies gilt für seine Theorie (Newton) wie für seine Praxis (Paracelsus, Gassner).

→ Er schließt sich keiner der vorhandenen Paradigmaartikulationen an, sondern formuliert selbst eine. Er legt seine Theorie mehrfach dar und versucht mit all seinen Schriften die Anerkennung der Öffentlichkeit, der Gelehrten und der wissenschaftlichen Kommissionen, Entdecker des Animalischen Magnetismus zu sein, zu erlangen.

→ Er bildet überwiegend gesellschaftlich hochangesehene Schüler aus und gründet mit einem von ihnen, dem Marquis de Puységur, eine eigene Schule, die „Société d'Harmonie".

→ Die normalwissenschaftliche Gemeinde lehnt ihn ab. Fachkollegen und wissenschaftliche Kommissionen reagieren überwiegend mit Negativgutachten und Betrugsvorwürfen.

→ *Franz Anton Mesmer erfüllt alle Kriterien eines potenziellen Paradigmenrevolutionärs.*

IV.3 Die Wirkungen

In diesem Kapitel werden die Wirkungen des Animalischen Magnetismus ausgewertet, um die Frage zu beantworten, ob Franz Anton Mesmer nicht nur das

Potenzial zum Paradigmenrevolutionär hatte, sondern auch tatsächlich einer war.

Offizielle Anerkennung durch die Wissenschaftsgemeinde erhalten Franz Anton Mesmers Theorie und Praxis des Animalischen Magnetismus durch die von Christoph Hufeland geleitete Kommission an der Universität Berlin im Jahre 1816. Die Kommission stellt fest, dass „im mesmerischen Magnetismus eine bis dahin in dieser Form nicht bekannte Einwirkung eines lebenden Individuums auf ein anderes existiert" und dass ein „physisches Agens dabei wirksam zu sein scheint",[141] was sogar zur Einrichtung eines Lehrstuhls für Mesmerismus und lebensmagnetische Heilkunst, vertreten durch Karl Christian Wolfart, führt. Diese Ernennung ist allerdings selbst an dieser medizinischen Fakultät nicht unumstritten. Ein von ihr erstelltes Gegengutachten kann sich aufgrund der Unterstützung durch namhafte Persönlichkeiten, die sich für den Erhalt des Lehrstuhls aussprechen, jedoch nicht durchsetzen. Alle übrigen eingesetzten Kommissionen kommen zu dem Schluss, dass die Wirkungen des Animalischen Magnetismus entweder auf Betrug, beziehungsweise auf Einbildungskraft zurückzuführen sind.

Hinsichtlich der Institutionalisierung kann man nicht von dauerhaftem Erfolg sprechen, auch wenn dabei anzumerken ist, dass die Entwicklung vielleicht ohne das Einsetzen der Französischen Revolution einen günstigeren Verlauf genommen hätte.

Lediglich in der Romantischen Medizin wird das Konzept des Animalischen Magnetismus als Grundlage für die romantische Vorstellung des Universums als lebendigem Organismus aufgegriffen. Dabei muss aber gesehen werden, dass die VertreterInnen der Romantischen Medizin Mesmers Anliegen nicht in seinem ursprünglich aufklärerisch verstandenen Sinne rezipieren, sondern in ihrem eigenen, romantischen Sinne. Zudem beziehen sie sich in ihrer Praxis stärker auf die Paradigmamodifikation Puységurs mit der Entdeckung des Somnambulismus und der Suggestion als Wirkfaktor als auf Mesmers Paradigmaartikulation.

Gleiches gilt für die Wirkungen von Mesmers Paradigmaartikulation auf die Psychologie und die Philosophie: Aufgegriffen wird, wenn überhaupt, die Puységursche Paradigmamodifikation.

Auch der Einfluss auf die Literatur lässt sich eher auf kritische Aspekte der

---

[141] vgl. Bischof 2004, S. 91

Praxis des Animalischen Magnetismus, wie zum Beispiel die Gefahr der Manipulation, beziehungsweise auf romantische Aspekte, wie zum Beispiel die der Sympathie und Verbundenheit zurückverfolgen. Es werden eher Somnambulismus, Suggestion und Einbildungskraft als das Konzept vom Animalischen Magnetismus als physikalischer Wirkfaktor thematisiert.

Wenn man die Vorgeschichte mit heranzieht, fällt generell auf, dass weder Mesmers Überlegungen zur therapeutischen Wirkung von Magneten noch seine spektakulären Heilsitzungen wirklich neu sind. Man denke nur an die Ausführungen von Athanasius Kircher – der im Magnetismus eine Universalkraft sah, vom Magnetismus der Liebe sprach – oder an die Behandlungen des Exorzisten Gassner, die mit denen des Animalischen Magnetismus gewisse, nicht von der Hand zu weisende Ähnlichkeiten haben, wie etwa die heftigen Krisen, die durch sie ausgelöst wurden.

→ Anerkennung erfährt Franz Anton Mesmer immer nur von kleinen und zeitlich begrenzten Wissenschaftsgemeinden und selbst diese sind eher auf Protektion durch namhafte Persönlichkeiten als auf das Anerkennen von Anomalien durch die Wissenschaftsgemeinde oder auf Ergebnisse wissenschaftlicher Gutachten zurückzuführen.

→ Es gibt keine nennenswerte Institutionalisierung und kein, für einen Paradigmenwechsel typisches Umschreiben von Lehrbüchern. Das Paradigma, das sich in der modernen Wissenschaft bis heute durchgesetzt hat, ist ein aufklärerisch, mechanistisch-enzyklopädisch orientiertes, in dem Theorie und Praxis des Animalischen Magnetismus allenfalls nischenhaft in den Grenzgebieten der Wissenschaften beheimatet sind. Das Weltbild, die Untersuchungsgegenstände, die Forschungsmethoden und Lehrbücher gründen alle auf dem umfassenden Paradigmenwechsel, der in der Zeit der Aufklärung ausgelöst wurde und ohne Franz Anton Mesmer sicher genauso verlaufen wäre.

→ *Mesmers Theorie vom Animalischen Magnetismus, sein Versuch, dessen Wirkungen als physikalisches Phänomen zu begreifen, hat bis heute keinen Paradigmenwechsel ausgelöst.*

IV.4 Was bleibt ist was kommt

Franz Anton Mesmer konnte sich anhand der angelegten Kriterien weder zu seiner Zeit noch bis in unsere Gegenwart hinein als Paradigmenrevolutionär qualifizieren. Dennoch geht nach wie vor eine ungebrochene Faszination von ihm und seinem Animalischen Magnetismus aus, die nicht von der Hand zu weisen ist. Dies deutet zu Recht darauf hin, dass er zumindest einer von jenen eingangs erwähnten ungenannten Heldinnen und Helden der Wissenschaft ist, der zudem nicht gänzlich unvergessen blieb und sogar auch weiterhin echtes Potenzial zum Paradigmenrevolutionär besitzt.

Dank der wissenschaftstheoretischen Erkenntnisse Thomas S. Kuhns wurde verständlich, warum selbst starke Wirkungen des Animalischen Magnetismus, wie zum Beispiel die auf die Literatur, in den Geschichtsbüchern keine entsprechende Erwähnung finden: Die aufgegriffenen Motive, wie zum Beispiel die Möglichkeit der missbräuchlichen Beeinflussung von Menschen sind genau genommen nicht auf Mesmers physikalisches Konzept einer den Menschen und allen Organismen innewohnenden Lebensenergie, sondern eher auf die Paradigmamodifikation der Puységurschen Entdeckungen des Somnambulismus und die Wirkkraft der Suggestion zurückzuführen. Die Literatur greift dieses Motiv zudem nicht deshalb auf, weil sie dort ein neues Paradigma wittert, sondern weil das Gefahrenmoment, wie es ja zur Genüge auch von den wissenschaftlichen Kommissionen und missgesonnenen KritikerInnen benannt wird, höchst interessant ist: Die Möglichkeit des Missbrauchs eines Menschen, der im Vertrauen auf die Kompetenz und Ehrenhaftigkeit eines anderen Menschen die Selbstkontrolle aufgibt. Im Grund genommen besteht dieses Gefahrenpotenzial in jeder therapeutischen Begegnung und ganz genau genommen in jedem Fall von menschlicher Begegnung. Es kommt im Animalischen Magnetismus, beziehungsweise bei der Verwendung von Hypnose oder anderen Entspannungstechniken lediglich besonders deutlich zum Ausdruck.

Aber auch die Franz Anton Mesmer selbst zuzuschreibenden und zweifelsohne ehrenwerten Entdeckungen, wie zum Beispiel die verstärkende Wirkung von Musik oder der Rapport im therapeutischen Setting und die Praxis der Gruppentherapie werden in den Geschichtsbüchern nicht mit seinem Namen in Verbindung gebracht. Und in der Tat sind auch sie nicht die Auslöser der Faszination, die wohl alle erfahren haben, die sich mit Franz Anton Mesmer, seiner Theorie und Praxis intensiver beschäftigen oder beschäftigt haben. In der Medizingeschichte wird der Animalische Magnetismus als Außenseitermethode abgehakt, in der Psychologiegeschichte erscheint er allenfalls als Vorläufer zur Entdeckung der Hypnose.

Die eigentlichen Ursachen der Faszination enthüllen sich erst auf den zweiten oder dritten Blick. Der Animalische Magnetismus stellt einen selten benannten, tatsächlich aber höchst interessanten Schnittpunkt zwischen einer untergehenden und einer neuen Zeit dar: Franz Anton Mesmer gelang es, einen Forschungsgegenstand, die Lebensenergie, der zuvor im Zuständigkeitsbereich eher deduktiv orientierter Disziplinen wie Philosophie, Metaphysik, Mystizismus oder Theologie beheimatet war, einer induktiven Forschung und damit dem Blick der modernen Wissenschaft zuzuführen.

Dadurch rettete er lebensenergetische Themen, die unter den frühen Impulsen der Aufklärung in den Bereich des Aberglaubens abzudriften drohten, vor Untergang und Vergessen. Mit anderen Worten: Er verhinderte, dass an dieser Stelle der Geschichte ein Kind mit dem Bade ausgeschüttet wurde und bewirkte damit geradezu eine Neubelebung der alten ideengeschichtlichen Frage nach Ursprung, Wesen und Wirkprinzip des Lebens. Die Reaktionen auf sein Werk und Wirken zeigen mehr als deutlich, dass die Frage, ob lebensenergetische Phänomene als harte physikalische Fakten oder eher als Glaubensangelegenheit aufgefasst und behandelt werden sollten, nicht nur ungeklärt ist, sondern bis heute die Geister scheidet.

Mesmers Vermutung, dass die Lebensenergie ein Phänomen ist, das durchaus mit modernen naturwissenschaftlichen Methoden erforscht werden kann, ist nach wie vor nicht widerlegt. Im Gegenteil: Die aktuelle Forschung am Rande der gängigen Wissenschaft, die wie immer von Einzelpersonen und kleinen Gruppen, wie zum Beispiel dem Internationalen Institut für Biophysik in Neuss[142] vorangetrieben wird, weist darauf hin, dass Mesmer mit seinem physikalischen Konzept vielleicht doch nicht falsch lag. Die Zeit wird zeigen, ob die Bemühungen dieser ernstzunehmenden und in den letzten Jahren sichtbar gewachsenen Gruppe von ForscherInnen in den Grenzgebieten der Wissenschaften vielleicht doch noch einen umfassenden Paradigmenwechsel auslösen, dessen Beginn dann mit Sicherheit auf den Zeitpunkt der Entdeckung des Animalischen Magnetismus des Paradigmenrevolutionärs Franz Anton Mesmer datiert wird. Diese gar nicht so unwahrscheinliche Möglichkeit erklärt die erwähnte Faszination allerdings wiederum nur für jene kleine Gruppe von ForscherInnen, die sich geistes- oder naturwissenschaftlich mit lebensenergetischen Phänomenen beschäftigt.

Die Ursache dafür, dass aber nicht nur die ForscherInnen in jenen Grenz-

---

[142] www.biophotonen-online.de

gebieten der Wissenschaften Mesmers Leistung anerkennen, sondern eigentlich alle, die mit dem Animalischen Magnetismus in Berührung kommen, von diesem angetan sind, liefert vermutlich den ausschlaggebenden Hinweis auf Mesmers „Erfolgsgeheimnis": Er hat dem modernen Menschen mit seinem Animalischen Magnetismus nicht nur die Möglichkeit bewahrt, sich in legitimer Weise mit den Fragen rund um das Thema Lebensenergie zu beschäftigen, sondern – ebenfalls in legitimer Weise – weiterhin den heilsamen Effekt veränderter, beziehungsweise erweiterter Bewusstseinszustände und von Verbundenheit[143] zu erleben.

Beides, das Erleben veränderter Bewusstseinszustände und die Erfahrung des Verbundenseins beziehungsweise der Aufhebung der Illusion des Getrenntseins, hat die Menschheit zu allen Zeiten und in allen Kulturen begleitet. Die Praxis dieser Erfahrungen hat unterschiedliche Namen – Schamanismus, Besessenheit, Ekstase, Mystizismus sind einige von ihnen – sie nutzt im Prinzip aber immer die gleiche menschliche Fähigkeit (und Sehnsucht): Die Befreiung aus dem alltäglichen (begrenzten) Erleben zugunsten nichtalltäglichen Erlebens, wie zum Beispiel heilende, heilige oder in anderer Weise bereichernde Erfahrungen.

Mit der Aufklärung brachen etliche der bisherigen Möglichkeiten solchen nichtalltäglichen Erlebens (zum Beispiel der Besessenheit) oder des Verbundenseins (zum Beispiel vermittels der sympathetischen Verbundenheitsbeziehung) weg, weil sie, da nicht mess-, wieg- oder zählbar, schlichtweg ihre Existenzberechtigung verloren. Ich vermute, dass die meisten Menschen damals die magnetischen Behandlungen allein schon deshalb schätzten, weil sie ihnen einen Raum boten, in dem sie diesen, allen Menschen innewohnenden Bedürfnissen und Sehnsüchten Ausdruck verleihen konnten.

Wir wissen heute, unter anderem durch medizinanthropologische Forschungen[144] wie auch durch die moderne Neurobiologie,[145] dass allein schon die Erlaubnis, in Krisen zu fallen, sich sogar vor den Augen anderer „daneben"

---

[143] Pfleiderer, Beatrix: Die Kraft der Verbundenheit – Plädoyer für ein heilsames, neues Körperbewusstsein. Klein Jasedow 2009.

[144] Pfleiderer, Beatrix: Trance und Heilen in Indien – Die besessenen Frauen von Mira Datar Dargah. Berlin 2007. Überarbeitete Neuauflage der Erstausgabe: Die besessenen Frauen von Mira Datar Dargah – Trance und Heilen in Indien. Frankfurt/M, New York 1994

[145] Hüther, Gerald: Die Macht der inneren Bilder – Wie Visionen das Gehirn, den Menschen und die Welt verändern. Göttingen 2004.

benehmen zu dürfen oder, wenn wir die Variante des luziden Somnambulismus hinzuziehen, die Möglichkeit Dinge zu sagen, für die man nicht wirklich verantwortlich gemacht werden kann, nicht nur ungemein befreiend, sondern auch heilsam sein kann, psychisch wie physisch. Nicht wenige moderne, insbesondere die körperpsychotherapeutisch orientierten Methoden, und vor allem auch die Traumatherapie,[146] nutzen bewusst das heilsame Potenzial solch kathartischer Übungen in verschiedensten Spielformen. Ebenso verhält es sich mit der Erfahrung der Verbundenheit oder etwas abgeschwächt, mit der Erfahrung der Geborgenheit oder des sich vollständig wahr- und angenommen Fühlens. Dass die vertrauensvolle Beziehung zur/zum Behandelnden für das Gelingen des Heilungsverlaufes, sowohl auf der psychischen, wie auch auf der physischen Ebene sehr förderlich, wenn nicht sogar grundlegend notwendig ist, weiß nicht nur jede/r gute TherapeutIn.

Franz Anton Mesmer hat durch die Einbeziehung des Fluidums – ob dessen Existenz in der Zukunft wissenschaftlich bewiesen wird oder nicht – und dessen Übertragung von sich selbst auf die KlientInnen das Bedürfnis nach Verbundenheit mit einem anderen Menschen sehr gut und mit großem Erfolg legitimiert und gestillt. Bis heute spielt der Rapport – die Einstimmung von TherapeutIn und KlientIn aufeinander – insbesondere in der Hypnotherapie, aber wie bereits gesagt, bei weitem nicht nur dort, eine wesentliche Rolle im therapeutischen Geschehen.

Nicht uninteressant ist weiterhin, dass die Argumente und Vorwürfe gegen den Animalischen Magnetismus nahezu identisch mit denen sind, die auch heutzutage gegen moderne Außenseitermethoden vorgebracht werden, welche auf die Selbstheilungskräfte und damit letztlich auf die Weisheit des einzelnen Organismus und auf die Selbstregulation, den lebendigen Prozess vertrauen. Die Vorwürfe gipfeln in beiden Fällen letztlich darin, dass Behandlungen, deren Abläufe sich nicht mit üblichen Messinstrumenten kontrollieren lassen, durch unreife oder unseriöse AnbieterInnen durchaus auch zum Schaden der KlientInnen sein können.[147] Dass dies jedoch im Grund nicht nur für so genannte Außenseitermethoden, sondern für alle Behandlungsverfahren gilt, wird dabei allzu oft und zum Teil wohl auch geflissentlich übersehen.

---

[146] vgl. Bolen, Peter: Emotionale Reintegration – Der sanfte Weg. Paderborn 2006, S. 24ff
[147] vgl. Gruber, Jutta: Gedanken zum Lebensbewältigungshilfegesetz (In: Transpersonale Perspektiven Vol. 4, Berlin 1998, S. 69–74) und Gruber, Jutta: Heilung in Zeiten integraler Kultur (In: Kurskontakte Nr. 129/2003, S. 16–17)

Leider bewirkt dies auch jene, aus dem Wissen um die paradigmatische Trance heraus jedoch verständliche, Diskreditierung der auf Selbstregulation setzenden Methoden, die in professioneller Weise angewendet äußerst heilsam sind und im Unterschied zu vielen herkömmlichen Behandlungsmethoden zu mehr Selbstbestimmung des Einzelnen in und mit seinem eigenen Heilungsprozess führt.

Als Anekdote zum Ende möchte ich noch erwähnen, worauf mich ein seit vielen Jahren in London lebender Freund kürzlich hinwies: Mesmers Animalischer Magnetismus führte im Englischen sogar zur Wortschöpfung „to mesmerize", welches einerseits den Vorgang des Mesmerisierens, beziehungsweise des Hypnotisierens bezeichnet, wie aber auch das Erleben des Fasziniertseins in einer etwas unheimlichen oder auch ungehörigen, leicht anzüglichen Art. Die Bedeutung von „to mesmerize" bringt damit ziemlich exakt auf den Punkt, woran sich die Geister an Mesmers Animalischem Magnetismus scheiden: Er fasziniert und ängstigt uns zugleich. Und beides aus gutem Grund.

Wo viel Licht ist, ist auch viel Schatten, heißt es. Ich denke, der eigene Menschenverstand, und sei er auch nur halbwegs gesund, kann – besser als jede erdenkliche Maschine oder die Einsicht in Ausbildungszertifikate – Auskunft darüber zu geben, in welchem Raum, zu welcher Zeit, in welcher Begleitung man gewohnte Bahnen verlassen kann, um sich optimal geschützt auf neue Wege zu begeben, neue und heilsame Erfahrungen zu machen. Ein kleines Restrisiko bleibt immer, führt aber nur selten zur Verschlimmerung des Leidens. In bestehenden, der physischen oder psychischen Gesundheit unförderlichen Gewohnheiten zu verweilen, aus Furcht vor einem möglicherweise falschen Schritt oder sogar vor neuen Schritten und Erfahrungen überhaupt, jedoch schon.

Literaturverzeichnis

Bischof, Marco: Biophotonen – das Licht in unseren Zellen. Frankfurt/M 1995.

ders.: Das innere und das äußere Licht (In: Lassek, Heiko [Hrsg.]: Wissenschaft vom Lebendigen. Berlin 1999, S. 53–110)

ders.: Tachyonen, Orgonenergie, Skalarwellen. Aarau 2002. Verwendet wurde die 2. Auflage von 2004.

Blankenburg, Martin: F. A. Mesmer – Aufklärer und Citoyen (In: Schott, Heinz [Hrsg.]: Franz Anton Mesmer und die Geschichte des Mesmerismus. Stuttgart 1985, S. 68–87)

Bittel, Karl: Das Leben F. A. Mesmers. Stuttgart 1941 (In: Bittel, Karl/Tischner, Rudolf: Mesmer und sein Problem. Stuttgart 1941, S. 9–218)

Bolen, Peter: Emotionale Reintegration – Der sanfte Weg. Paderborn 2006.

Ego, Anneliese: Animalischer Magnetismus oder Aufklärung. Dissertation. Würzburg 1991.

Ellenberger, Henry F.: Die Entdeckung des Unbewussten. Bern 1995. Verwendet wurde die 2. vom Autor durchgesehene und verbesserte Ausgabe von 1996. Originalausgabe „The Discovery of the Unconscious", New York 1970.

Ennemoser, Joseph: Geschichte der Magie. Leipzig 1844.

Fox Keller, Evelyn: Liebe, Macht und Erkenntnis. Frankfurt/M 1998. Originalausgabe „Reflections on Gender and Science", London 1985.

Feyerabend, Paul: Wider den Methodenzwang. Frankfurt/M 1986. Verwendet wurde die 4. Auflage von 1993. Originalausgabe „Against Method", New Left Books 1975.

Florey, Ernst: Franz Anton Mesmer und die Geschichte des Animalischen Magnetismus (In: Rheinberger, Hans-Jörg/Weingarten, Michael [Hrsg.]: Jahrbuch für Geschichte und Theorie der Biologie Bd. 2, Berlin 1995, S. 89–132)

Gruber, Jutta: Gedanken zum Lebensbewältigungshilfegesetz (In: Transpersonale Perspektiven Vol. 4, Berlin 1998, S. 69–74) *dies.*: Heilung in Zeiten integraler Kultur (In: Kurskontakte Nr. 129/2003, S. 16–17)

Heyden, Verena von der: Europäische Salons. Düsseldorf, Zürich 1997.

Hoffmann, E.T.A.: Der Magnetiseur. (In: ders.: Der Magnetiseur. Berlin, Weimar 1987, S. 5–48)

Hubatsch, Walter: Das Zeitalter des Absolutismus. Braunschweig 1962 (Aus der Reihe: Ritter, Gerhard [Hrsg.]: Geschichte der Neuzeit). Verwendet wurde die 4. und ergänzte Auflage von 1975.

Hüther, Gerald: Die Macht der inneren Bilder – Wie Visionen das Gehirn, den Menschen und die Welt verändern. Göttingen 2004.

Kuhn, Thomas S.: Die Struktur wissenschaftlicher Revolutionen. Frankfurt/M 1973. Verwendet wurde die 10. Auflage von 1989 der 2. revidierten und mit dem Postskriptum von 1969 ergänzten Auflage von 1976. Originalausgabe „The Structure of Scientific Revolution", Chicago 1962.

Kupsch, Wolfgang: Bemerkungen zur wissenschaftlichen Einordnung F. A. Mesmers (In: Schott, Heinz [Hrsg.]: Franz Anton Mesmer und die Geschichte des Mesmerismus. Stuttgart 1985, S. 44–50)

Lassek, Heiko (Hrsg.): Wissenschaft vom Lebendigen. Berlin 1999.

Leibbrand, Werner: Der göttliche Stab des Äskulap. Salzburg, Leipzig 1939.

ders.: Romantische Medizin. Hamburg, Leipzig 1937.

Mann, Thomas: Mario und der Zauberer. Berlin 1930. Verwendet wurde die 44. Auflage, Juli 2008, der Taschenbuchausgabe Frankfurt/M 1973.

Meißner, Beate: Urformen der Psychotherapie – Die Methoden des Exorzisten J.J. Gassner. (In: Zeitschrift für Parapsychologie und Grenzgebiete der Psychologie, Jg. 27, Freiburg 1985, S. 181–208)

Mesmer, Franz Anton: Abhandlung über die Entdeckung des thierischen Magnetismus. Karlsruhe 1781. Verwendet wurde der unveränderte Nachdruck der Erstausgabe, Tübingen 1985.

ders.: Dissertatio Physico – Medica De Planetarum Influxu. Wien 1766.

ders.: Drittes Schreiben an die Fr ***, o.O. 1776, datiert vom 10.5.1775 (In: Mesmer, Franz Anton: Schreiben über die Magnetkur. o.O. 1776, S. 19–30)

ders.: Erstes Schreiben an einen auswärtigen Arzt. o.O. 1776, datiert vom 5.1.1775 (In: ders.: Schreiben über die Magnetkur. o.O. 1776, S. 3–11)

ders.: Mesmerismus. Oder System der Wechselwirkungen, Theorien und Anwendungen des thierischen Magnetismus als allgemeine Heilkunde zur Erhaltung des Menschen. (Hrsg.: Christian Wolfart) Berlin 1814.

ders.: Schreiben über die Magnetkur. o.O. 1776, datiert vom 5.1.1775.
ders.: Zweites Schreiben an das Publikum, o.O. 1776 datiert vom 19.1.1775 (In: ders.: Schreiben über die Magnetkur. o.O. 1776, S. 12–18)
Müller, Götz: Modelle der Literarisierung des Mesmerismus. (In: Wolters, Gereon [Hrsg.]: Franz Anton Mesmer und der Mesmerismus. Konstanz 1988, S. 71–86)
Müller-Funk, Wolfgang: E.T.A. Hoffmanns Erzählung *Der Magnetiseur*, ein poetisches Lehrstück zwischen Dämonisierung und neuzeitlicher Wissenschaftskritik. (In: Schott, Heinz [Hrsg.]: Franz Anton Mesmer und die Geschichte des Mesmerismus. Stuttgart 1985, S. 200–214)
Neugebauer-Wölk, Monika (Hrsg): Aufklärung und Esoterik. Studien zum achtzehnten Jahrhundert, Bd. 24, Hamburg 1999.
Pfleiderer, Beatrix: Die Kraft der Verbundenheit – Plädoyer für ein heilsames, neues Körperbewusstsein. Klein Jasedow 2009.
dies.: Trance und Heilen in Indien – Die besessenen Frauen von Mira Datar Dargah. Berlin 2007. Überarbeitete Neuauflage der Erstausgabe „Die besessenen Frauen von Mira Datar Dargah – Trance und Heilen in Indien", Frankfurt/M, New York 1994.
Schneider, Emil: Der animalische Magnetismus, seine Geschichte und seine Beziehungen zur Heilkunst. Zürich 1950.
Schönpflug, Wolfgang: Geschichte und Systematik der Psychologie. Weinheim 2000.
Schopenhauer, Arthur: Versuch über das Geistersehen. (In: Parerga und Paralipomena. Berlin, 1851) Verwendet wurde die unveränderte Taschenbuchausgabe der Erstausgabe, Zürich 1991.
Schott, Heinz: Die „Strahlen" des Unbewussten – von Mesmer zu Freud. (In: Freiburger Universitätsblätter, Heft 93, Oktober 1986, 25. Jg., Freiburg 1986, S. 35–54)
ders. (Hrsg.): Franz Anton Mesmer und die Geschichte des Mesmerismus. Stuttgart 1985.
ders.: Franz Anton Mesmer zum 250. Geburtstag (In: Zeitschrift für Parapsychologie und Grenzgebiete der Psychologie. Jg. 26, Nr. 1/2/3/4. Freiburg 1984, S. 110–116)
Schürer-Waldheim, Fritz: Anton Mesmer. Wien 1930.
Sloterdijk, Peter: Der Zauberbaum. Frankfurt/M 1987.
Tischner, Rudolf: Franz Anton Mesmer – Leben Werk und Wirkungen. Mün-

chen 1928 (In: Münchener Beiträge zur Geschichte und Literatur der Naturwissenschaften und Medizin, Heft 9/10, 1928)
ders.: Mesmer und sein Problem. Stuttgart 1941 (In: Bittel, Karl/Tischner, Rudolf: Mesmer und sein Problem. Stuttgart 1941, S. 219–383)
Walser, Alissa: Am Anfang war die Nacht Musik. München, Zürich 2010.
Wohleb, Joseph Ludolph: Franz Anton Mesmer. Biographischer Sachstandsbericht. (In: Zeitschrift für die Geschichte des Oberrheins, Neue Folge 53, 1940, S. 33–130 [innerhalb der Gesamtreihe: Bd. 92])
Ziemann, Johannes: Mesmer und die Musik (In: Medizinischer Monatsspiegel MERCK, o.O. 1970, S. 108–113)

Nachschlagewerke

Bibliografisches Lexikon zur Weltgeschichte. Frankfurt/M 1969 *(Hrsg.: Herzfeld, Hans)*
Geschichte der Medizin. Stuttgart 1959, 7. Auflage von 1992 *(Hrsg.: Ackerknecht, Erwin H.)*
Geschichte der Philosophie. Stuttgart 1985 *(Helferich, Christoph)*
Geschichte der Psychologie. Stuttgart 1963 *(Hehlmann, Wilhelm)*
Kleine Kirchengeschichte. Freiburg 1988 *(Franzen, August)*
Kindlers Literaturlexikon in 25 Bänden. München 1974.
Kulturgeschichte Europas. Braunschweig 1981 *(Hrsg.: Winter, Fritz)*
Kultur- und Sittengeschichte aller Zeiten und Völker, Bd. 15: Das Jahrhundert des Rokoko – Kultur und Weltanschauung im 18. Jahrhundert. Wien, Hamburg, Zürich 1936 *(Gleichen-Russwurm, Alexander/Wencker, Friedrich)*
Wörterbuch der philosophischen Begriffe. Hamburg 1955 *(Hrsg.: Hoffmeister, Johannes)*

Zur Autorin

Jutta Gruber, M.A. in Philosophie, Deutsche Philologie und Neuere Deutsche Literaturgeschichte, lebt in Berlin und arbeitet als Journalistin, Autorin, Editorin und Coach, praktiziert und lehrt – zusammen mit der Medizinanthropologin Beatrix Pfleiderer – den TARA-Process, ein körperzentriertes therapeutisches Verfahren. Seit mehr als drei Jahrzehnten beschäftigt sie sich mit dem transpersonalen Welt- und Menschenbild, salutogenetischen Gesundheitskonzepten und Methoden, initiiert und begleitet kulturkreative Projekte. Vorstand Deutsche Transpersonale Gesellschaft e.V., Beirat Dachverband für freie beratende und gesundheitsfördernde Berufe e.V. und Institut für transkulturelle Gesundheitswissenschaften, Europa-Universität Viadrina Frankfurt/Oder. www.juttagruber.de

Medizinkulturen im Vergleich
hrsg. von Rolf Wirsing und Beatrix Pfleiderer

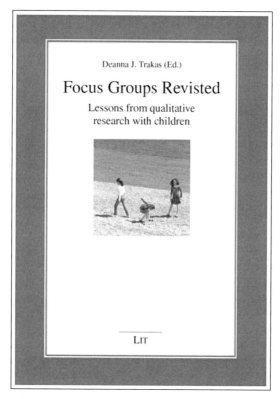

Deanna J. Trakas (Ed.)
Focus Groups Revisited
Lessons from qualitative research with children
This book brings together a collection of articles about performing focus groups with 7 to 11 year-old children. All of the contributions were written by members of a multidisciplinary project which took place in six study sites in Europe and investigated children's experiences with their asthma. The text can be used as a handbook for children's focus groups. It also presents an anthropological perspective to serve as a critical commentary on the processes which occur when focus groups are taken out of their native terrain and used in new social collectivities.
Bd. 22, 2009, 168 S., 29,90 €, br., ISBN 978-3-8258-0041-3

LIT Verlag Berlin – Münster – Wien – Zürich – London
Auslieferung Deutschland / Österreich / Schweiz: siehe Impressumsseite